DU PROLAPSUS UTÉRIN

OU

CHUTE DE MATRICE,

ET DE SA CURE RADICALE,

PAR

Marie-Joseph-Louis-Pierre-Émile L'HERMIER DES PLANTES,

DOCTEUR EN MÉDECINE,

ANCIEN ÉLÈVE DES HOPITAUX DE LYON, PROFESSEUR PARTICULIER D'HISTOIRE NATURELLE MÉDICALE ET PRÉPARATEUR A L'ÉCOLE DE MÉDECINE DE LYON POUR LA SECTION D'HISTOIRE NATURELLE, MEMBRE DE LA SOCIÉTÉ LINNÉENNE DE LYON, ANCIEN VICE-PRÉSIDENT DE LA SOCIÉTÉ DE FLORE DE CETTE VILLE, MEMBRE CORRESPONDANT DE LA SOCIÉTÉ DE MÉDECINE ET DE CHIRURGIE PRATIQUE DE MONTPELLIER, ETC.

Propter solum uterum mulier est id quod est.

1853

DU PROLAPSUS UTÉRIN

ou

CHUTE DE MATRICE,

ET DE SA CURE RADICALE,

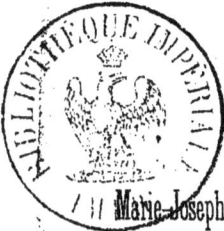

PAR

Marie-Joseph-Louis-Pierre-Émile L'HERMIER DES PLANTES,

DOCTEUR EN MÉDECINE,

ANCIEN ÉLÈVE DES HOPITAUX DE LYON, PROFESSEUR PARTICULIER D'HISTOIRE NATURELLE
MÉDICALE ET PRÉPARATEUR A L'ÉCOLE DE MÉDECINE DE LYON POUR LA SECTION D'HIS-
TOIRE NATURELLE, MEMBRE DE LA SOCIÉTÉ LINNÉENNE DE LYON, ANCIEN VICE-PRÉSIDENT
DE LA SOCIÉTÉ DE FLORE DE CETTE VILLE, MEMBRE CORRESPONDANT DE LA SOCIÉTÉ DE
MÉDECINE ET DE CHIRURGIE PRATIQUE DE MONTPELLIER, ETC.

Propter solum uterum mulier est id quod est.

MONTPELLIER

J. MARTEL AÎNÉ, IMPRIMEUR DE LA FACULTÉ DE MÉDECINE
rue Canabasserie 10, près la Préfecture

1853

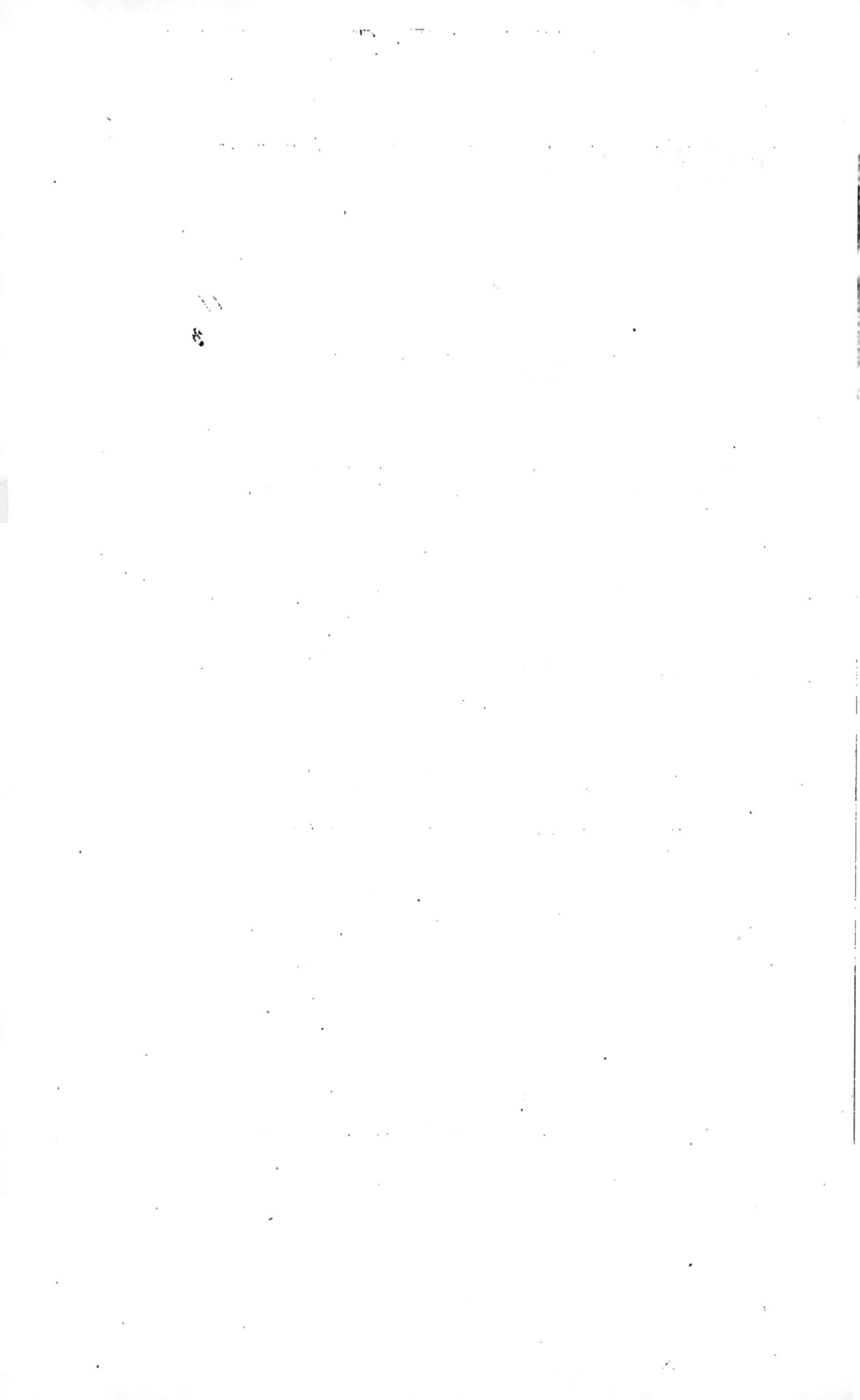

A la Mémoire de ma MÈRE.

A MON PÈRE

ET A MA SŒUR.

A mon Oncle et à ma Tante DE CHABANNES.

L'H. DES PLANTES (ÉMILE).

A Monsieur **RICHARD** de Nancy,

Chevalier de la Légion d'Honneur, Professeur-agrégé de la Faculté de Strasbourg, Directeur de l'École de médecine et de pharmacie de Lyon, Membre de plusieurs Sociétés savantes nationales et étrangères, etc.

A Monsieur **DESGRANGES**,

Chirurgien en chef désigné de l'Hôtel-Dieu de Lyon, Membre de la Société de médecine de Lyon, etc.

A mes Amis.

L'H. DES PLANTES (ÉMILE)

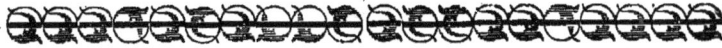

DU PROLAPSUS UTÉRIN

ou

CHUTE DE MATRICE,

ET DE SA CURE RADICALE.

Propter solum uterum mulier est id quod est, disaient déjà au XV siècle Van-Helmont, Hoffmann et un grand nombre d'autres praticiens illustres. Aujourd'hui, malgré quelques restrictions, cet aphorisme est devenu un axiome. Il dit à lui seul combien grande est la part que prend cet organe dans l'accomplissement des actes physiologiques de la vie de la femme, et aussi combien grande est l'importance que l'homme de l'art doit attacher à son examen et à l'étude de ses états pathologiques. Il n'y a pas de viscère, en effet, qui, par ses connexions, par ses rapports, exerce une influence plus grande sur un sexe dont l'organisation semble n'avoir voulu faire qu'un être d'amour et de douleur, et qui se trouve exposé, par sa constitution et sa nature, à une foule de maux dont il est si important et si doux de le préserver. Combien de maladies étrangères à l'homme ne

viennent-elles pas presque tous les jours, et par le seul fait de
l'utérus, empoisonner son existence ! Non-seulement l'utérus
peut être atteint par toutes les maladies qui attaquent les parties
molles, mais encore il en est qui ne frappent aussi fréquemment aucun autre organe, et d'autres même et bien nombreuses
qui sont tout-à-fait propres à la matrice et à ses annexes. Il
n'y a pas de viscère, disent MM. Désormeaux et Dubois (1),
qui, chez la femme, soit plus souvent malade; il n'en est pas
non plus qui, dans les affections soit générales, soit locales du
système nerveux, réagisse plus souvent et plus fortement
sur l'économie tout entière, soit comme complication, soit
comme point de départ ou de retentissement (2). « On conçoit,
» ajoutent les mêmes auteurs, cette fréquence et cette variété
» de maladies, quand on réfléchit à la diversité de tissus qui
» entrent dans la composition de l'utérus et de ses annexes, à
» l'importance de ses fonctions et aux changements qu'elle est
» destinée à subir sous le rapport de son volume, de sa texture
» et de ses propriétés. »

L'utérus, en effet, organe de la gestation, est un muscle
creux susceptible d'un développement suffisant pour contenir,
nourrir et expulser le fœtus. Entièrement plongé dans l'excavation du petit bassin, derrière la vessie, devant le rectum,
au-dessous des circonvolutions de l'iléon, et au-dessus du vagin
qui entoure sa partie inférieure et lui adhère intimement, il est
pyriforme ou conoïde, aplati d'avant en arrière, presque
triangulaire, un peu étranglé au milieu; sa partie supérieure,
la plus volumineuse, prend le nom de *corps;* l'inférieure, plus
étroite et cylindroïde, s'appelle le *col.* Son axe est dirigé de
haut en bas et d'avant en arrière, de telle sorte qu'il se confond à peu près avec celui du détroit supérieur du bassin : il
fait avec l'axe du vagin un angle presque droit; par suite, son
orifice regarde en bas et en arrière, et la lèvre antérieure est

(1) Dict. en 30 vol., **T. XXX**, art. *Utérus*, p. 205.
(2) *Uterum, etsi conceptui et partui destinetur, esse tamen asylum
omnium morborum, nam ab eo fermè omnes mulierum morbi promanant,
aut saltem labem quamdam iis admiscet,* disait déjà Aretæus.

plus basse que la postérieure. Toutefois, cette direction varie
suivant l'état de plénitude et de vacuité des organes qui l'avoi-
sinent, et dans les diverses situations du corps entier. Presque
toujours un peu incliné à droite de la ligne médiane, soit chez
la vierge adulte, soit chez la femme déjà mère ou en état de
gestation, l'utérus doit cette déviation, diversement expliquée
par les auteurs, à la longueur un peu moins grande du cordon
sus-pubien droit (Mme. Boivin le pensait déjà ainsi). Son volume
et ses dimensions varient suivant l'âge. Très-peu considérable
chez les petites filles, il augmente rapidement à l'époque de la
puberté ; sa longueur totale est alors de 7 à 8 centimètres environ, sur 3 ou 4 de largeur et 16 à 18 millimètres d'épaisseur.
Chez les femmes qui ont eu des enfants, il ne revient que très-
lentement à son volume primitif, et dans la vieillesse il semble
souvent s'atrophier et revenir au volume qu'il avait dans les
quinze premières années de la vie. Quelques conditions physiologiques sont encore susceptibles d'en changer le volume : ainsi,
assez souvent aux approches des règles, il est au moins deux
fois aussi gros qu'à l'ordinaire, et quelquefois même c'est à tel
point qu'il peut faire croire alors à un commencement de
grossesse.

L'utérus est maintenu dans la situation précédemment décrite
par des ligaments résistants et par le péritoine, qui, après en
avoir recouvert complètement la face postérieure, se réfléchit
sur cet organe, et vient en tapisser le fond et la face antérieure
jusqu'au niveau de la vessie. Sur ses côtés, cette même membrane forme deux replis triangulaires en se portant vers les
parois du bassin, qui se trouve ainsi divisé en deux cavités,
dont l'une, l'antérieure, contient la vessie, et l'autre, la postérieure, renferme le rectum : ces replis sont les ligaments
larges. Le feuillet antérieur et le feuillet postérieur, adossés
l'un à l'autre, laissent néanmoins passer entre eux les vaisseaux et nerfs utérins et ovariques. Leur bord supérieur, à son
tour, forme trois replis secondaires ou *ailerons*, qui contien-
nent, en procédant d'avant en arrière, le ligament rond ou
sus-pubien, la trompe, et l'ovaire et son ligament. Mais le

péritoine seul, membrane aussi peu résistante que fine et ténue, ne suffirait point, on le comprend, pour former de véritables liens d'attache à l'utérus; aussi la nature, dans son admirable prévoyance, a-t-elle eu soin de doubler la membrane séreuse dans cette région par une seconde membrane très-résistante, d'un tissu serré et d'une épaisseur plus grande. Cette *tunique utéro-sous-péritonéale*, si bien décrite par Mme. Boivin, enveloppe l'utérus de toutes parts, et adhère fortement à sa surface, surtout à son fond et sur la ligne médiane. C'est cette même tunique fibreuse et musculaire qui, renforçant les quatre replis falciformes du péritoine, constitue, dans l'intervalle qui sépare l'utérus de la vessie, les deux attaches qu'on a appelées *ligaments antérieurs* ou *vésico-utérins;* et dans celui qui le sépare de la face interne du sacrum, les deux *ligaments utéro-sacrés* ou *cordons postérieurs* de l'utérus, qu'Antoine Petit a signalés d'une manière spéciale. Elle s'étend également jusque dans l'intérieur du ligament large, et, se prolongeant jusqu'à la face externe du col, elle va, sans interruption, s'épanouir sur toute la longueur du vagin, qu'elle fortifie et contribue peut-être aussi à rendre plus érectile.

Mais des divers ligaments de la matrice, les plus considérables et les plus importants sont sans contredit les ligaments ronds ou sus-pubiens, sortant de l'intérieur du premier *aileron* des ligaments larges; ils sont formés des fibres longitudinales et transversales les plus extérieures de la matrice, dont ils se détachent immédiatement au-dessous et au-devant de l'insertion des trompes de Fallope, pour aller de là gagner les côtés du bassin, le canal inguinal, sortir par l'anneau du même nom, et s'épanouir dans le tissu cellulaire du mont-de-Vénus et des sacs dartoïdes des grandes lèvres.

Un dernier moyen de suspension pour l'utérus, qui, même aux yeux des praticiens anciens, était presque le seul ou tout au moins le plus efficace, est l'implantation de la matrice sur l'extrémité supérieure du vagin, dont la tunique fibreuse se continue jusque sur le corps de l'utérus, tandis que la tunique muqueuse seule, s'infléchissant sur la face externe du col, divise ce dernier en deux portions, sus-vaginale et vaginale.

Malgré de si nombreux liens d'attache, il n'est pas d'organe dans l'économie entière qui soit plus souvent dérangé de sa position normale; et, ajoutent bien judicieusement MM. Désormeaux et Dubois, il n'en est pas non plus dont le déplacement soit aussi souvent suivi de troubles d'une intensité peu proportionnée avec l'étendue de la lésion.

Plusieurs genres de déplacements peuvent affecter ce viscère; mais, presque jusqu'à ce jour, quelques-uns d'entre eux, peu connus, ont été passés sous silence par la plupart des auteurs. Malgré les travaux de Levret, Baudelocque, Hameline, Dugès et Mme. Boivin, malgré même ceux si précieux de MM. Lacroix, Velpeau et Vidal de Cassis, bon nombre d'ouvrages nouveaux ont négligé d'en parler; aussi allons-nous essayer d'en donner une classification que nous nous efforcerons de rendre complète. Pour l'observateur attentif, les déplacements de la matrice peuvent être ramenés à deux ordres : ceux portant sur un vice de direction de l'organe, soit par rapport à l'axe du bassin, soit par rapport à l'axe de la matrice elle-même dans l'état normal; et ceux portant sur un vice de situation soit par rapport à sa hauteur, soit par rapport à l'entraînement de l'organe plus ou moins loin de sa position naturelle par les autres viscères abdominaux herniés.

Chacun de ces ordres se divise en plusieurs genres, qui euxmêmes se subdivisent encore en un assez grand nombre d'espèces et de variétés. Ainsi, le premier ordre comprendra :

1° Les *inclinaisons*, déplacements dans lesquels l'organe a abandonné l'axe du grand bassin en chavirant en masse, de façon que sa direction ne représente plus celle du détroit supérieur. Ce genre comprend quatre espèces, selon que l'utérus est incliné en avant, en arrière, à droite ou à gauche : ces espèces sont l'*antéversion*, la *rétroversion*, la *dextroversion* et la *sinistroversion*.

2° Les *inflexions*, bien connues seulement depuis M. Velpeau, déplacements dans lesquels l'utérus, au lieu de basculer dans toute sa longueur, se trouve coudé de manière que son grand axe soit fléchi sur lui-même. Ce genre comprend encore quatre espèces, selon que la matrice est infléchie en avant, en arrière ou sur les côtés : ainsi, l'on dira aussi *antéflexion, rétroflexion, dextroflexion, sinistroflexion;* mais les deux premières espèces, pouvant être directes ou indirectes, donnent naissance à de nouvelles variétés : ainsi, l'antéflexion comprendra d'abord l'espèce typique, *l'antéflexion directe,* puis deux *indirectes,* l'*anté-dextro-flexion* et l'*anté-sinistro-flexion*; la rétroflexion comprendra de même la *rétroflexion directe,* la *rétro-dextro-flexion* et la *rétro-sinistro-flexion.*

Les deux genres d'inflexions latérales restent simples, car elles sont toutes forcément directes, les états intermédiaires rentrant pour la dextroflexion dans l'anté-dextro-flexion ou la rétro-dextro-flexion, et pour la sinistroflexion dans l'anté-sinistro-flexion ou la rétro-sinistro-flexion.

Le deuxième ordre comprendra :

1° Les situations vicieuses de l'utérus par rapport à sa hauteur. Elles se divisent en deux espèces : l'*élévation* de l'organe dans la cavité abdominale et sa *chute,* qui, elle-même, pourra être absolue ou relative, selon que l'organe sera descendu en totalité ou qu'une seule portion sera abaissée, le reste de l'utérus demeurant en place. La première variété, ou *descente proprement dite,* pourra être incomplète, et on l'appellera alors relâchement ou *abaissement,* ou complète, ce sera la précipitation ou *prolapsus;* la seconde variété sera le *renversement* de la matrice, subdivisé lui-même en incomplet et complet.

2° Les situations vicieuses de l'utérus par rapport à son entraînement plus ou moins loin de sa position normale par les autres viscères abdominaux herniés, comprendront les hernies de l'organe, qu'elles se produisent soit par éraillement, soit par dilatation; les premières seront les hernies *utéro-vaginales, utéro-rectales,* les dernières les hernies *utéro-crurales.*

Pour mieux saisir l'ensemble de notre classification, nous réunissons nos différents genres et espèces dans le tableau synoptique suivant, d'après la méthode usitée dans nos classifications d'histoire naturelle :

PAR VICE DE DIRECTION.

1er GENRE.
Inclinaisons
- en avant, antéversion.
- en arrière, rétroversion.
- à droite, dextroversion.
- à gauche, sinistroversion.

2e GENRE.
Inflexions

en avant, antéflexion
- directe, antéflexion directe.
- indirecte
  - anté-dextro-flexion.
  - anté-sinistro-flexion.

en arrière, rétroflexion
- directe, rétroflexion directe.
- indirecte
  - rétro-dextro-flexion.
  - rétro-sinistro-flexion.

sur le côté droit — dextroflexion.
sur le côté gauche — sinistroflexion.

PAR VICE DE SITUATION

1er GENRE.
Situation vicieuse par rapport à la hauteur.

- Elévation.

- Chute
  - absolue. Descente
    - incomp. Abaissement.
    - complète. Prolapsus.
  - relative. Renversement
    - incomplet.
    - complet.

2e GENRE.
Situation vicieuse par rapport à l'entraînement plus ou moins loin de l'utérus, de la position normale, par les autres viscères abdominaux prolabés.

HERNIES
- par éraillement
  - utéro-vaginales.
  - utéro-rectales.
- par dilatation, utéro-crurales.

Vingt espèces de déplacements au moins peuvent donc affecter térus, mais toutes ne sont pas également fréquentes; il en t même qui ne se rencontrent que très-rarement, surtout dans pratique civile, telles que les différentes espèces d'inflexions, notamment les inflexions indirectes et les latérales. Dans notre possibilité actuelle de les décrire toutes aujourd'hui, nous ne us occuperons dans cette Thèse que du prolapsus utérin, nous servant de traiter plus tard sur une plus vaste échelle et d'une anière bien plus complète la question si importante et si belle s déplacements utérins.

CHAPITRE Ier.

DÉFINITION, DIVISION ET HISTORIQUE DE LA MALADIE.

La descente ou la chute de matrice, que l'on a appelée encore *procidentia uteri*, hystéroptose (des deux mots grecs υστερα, *matrice*, et πτῶσις, *chute*), est cette espèce de déplacement dans lequel l'utérus se porte plus ou moins, selon la gravité des cas, directement en bas et en avant. Quelques auteurs anciens en distinguaient trois espèces, qui ne sont, à proprement parler, que trois degrés différents de la même maladie. Ainsi, ils appelaient: 1° *relaxation*, le relâchement de la matrice placée un peu plus bas que dans l'état normal; mais ce premier degré, plus qu'ordinaire aux femmes multipares et même presque à toutes les femmes pendant l'accomplissement de quelques fonctions physiologiques, ne peut être considéré comme un véritable état morbide, et il vaut mieux dire, d'après Aristote, avec Varandœus: *Uterum ad pudendum seminis prolectandi causâ moveri, sed ejusmodi descensus post coïtum sedatur, reditque ad locum suum et in eo quiescit et propterea de eo hic sermo non est;* — 2° chute, *semi-prolapsus*, la descente de l'utérus dans le fond du bassin; — et 3° précipitation ou *prolapsus utérin*, la descente complète, état dans lequel cet organe vient faire saillie au-dehors de la vulve.

Avec Primerose (1), Riolan, Varandée et MM. Désormeaux et Dubois (2), nous préférons ne reconnaître à ce déplacement que deux degrés, selon que le col utérin se trouvera placé en-deçà ou en-delà de l'anneau vulvaire, au-dessus ou au-dessous du méat urinaire, et nous appellerons ces deux états descente incomplète ou complète de la matrice, ou descente proprement dite et précipitation.

---

(1) *De morbis mulierum, libri quinque.* — *Est hic lapsus duplex, vel aspectabilis, vel inaspectabilis.*

(2) Désormeaux et Dubois, Dictionnaire en 30 vol., article *Utérus, chute.*

Aristote (1), Hippocrate (2), Arétée, Celse (3), Aétius, Paul d'Egine connaissaient et traitaient déjà la chute de matrice. Hippocrate surtout s'en était spécialement occupé, et il nous en donne, dans plusieurs passages de ses œuvres, une description assez complète, qui a servi de modèle jusqu'au XVI° siècle à toutes les autres descriptions que nous en ont laissées les auteurs pendant cette longue suite de temps. Jusqu'à cette époque, il est vrai, elle était confondue avec le renversement, et désignée, comme celui-ci, sous le nom générique d'*hystéroptose;* mais au moins il n'était encore venu à l'idée de personne que son existence pût être révoquée et mise en doute. Il ne devait cependant pas en être toujours ainsi, et malgré l'essor que prirent à cette époque les sciences médicales, lasses comme toutes les autres sciences de subir le joug de tant de siècles de barbare ignorance, et peut-être par le fait même de cet essor, quelques demi-savants, trop pressés, dans leur présomption hâtive, si à la mode encore aujourd'hui, de secouer la poussière de la vieille école, et fatigués sans doute, dans leur fol orgueil, de ne pouvoir jurer encore que par notre illustre Maître, de petits savants du XVI° siècle, disons-nous, ne craignirent point d'écrire que la matrice ne se déplaçait jamais. Quelques-uns furent encore plus loin, et Kerkringius (4) même accusa d'erreur Wesling, Bartholin et Dulaurent, plus fidèles aux leçons du Père de la médecine et aux préceptes d'une saine doctrine, leur imputant d'avoir pris pour descente de matrice, tantôt une élongation du col de cet organe et tantôt une tumeur sarcomateuse du vagin.

En 1688, Etmüller soutenait encore qu'il ne pouvait y avoir d'autre descente que celle qui serait produite par une traction

---

(1) Lib. 7, *De hist. animal.*

(2) *De naturâ muliebri* et *De morbis mulierum*, lib. II, pag. 727, 728; édit. Foës. Francf., 1596, in-8°.

(3) *De re medicâ*, lib. XVI, cap. 78, édit. Froben. Basil., 1535.

(4) *Spicilegium anatomicum*, obs. anat., pag. 47, 48, 49 et 113, 114. *Non enim procederat uterus*, dit-il à cette occasion, *quod fieri non posse jam sæpè monuimus.*

violente de la matrice, comme il arrive quelquefois aux accou-
cheuses imprudentes, qui veulent arracher de force et sans méthode l'arrière-faix, trop intimement attaché à la surface interne
de l'utérus. Il niait donc formellement l'existence de cette maladie, en tant que spontanée et produite par une cause interne.
Sanè per se patet, dit-il dans son Traité *De morbis mulierum* (1),
*omninò impossibile esse ut talis fiat uteri prolapsus à causá
interná.*

Mais ce que nous ne pouvons comprendre, c'est de voir des
hommes célèbres partager cette erreur, ainsi que le firent
Roonhuysen (2), Verduc (3) et Lamotte (4), malgré les nombreux
exemples qu'en donnent, non-seulement les auteurs précédemment cités, mais encore Schenckius, Meissonier (5), Félix Pla-
terus (6), Fabrice de Hilden (7), Brebisius (8), Wolgangus (9),
Ambroise Paré (10), Saviard (11) et Ruysch (12), et les cas de
chute survenue pendant les douleurs de l'enfantement, au
point, disait Levret (13), de voir cet organe paraître en partie
hors de la vulve avant la sortie de l'enfant, tels que ceux
que rapportent Mauriceau (14), Deventer (15), Harvée (16),

(1) *De affectibus qui fœminis ex vitio uteri contingere dicuntur. Opera
omnia,* cap. IV, pag. 570. Francof. ad Mœn., 1688, in-fol.
(2) Heelkonslige ammerkingen, pag. 84.
(3) Pathologie chirurgicale, 5e édit., T. II, ch. 44, art. 4, pag. 555.
(4) Traité des accouchements, liv. 3, pag. 811.
(5) Laz. Meissonier, édit. 1654, T. I, pag. 361.
(6) Obs., lib. 7, pag. 760 et sq.
(7) Cent. 4, obs. 60, 61 et 62.
(8) *Ephémérides,* T. III, ann. 1733, obs. 96, pag. 312.
(9) Greg. Wolgangus Wdelius in *Act. eruditor.* Leipsick, ann. 1700,
pag. 370.
(10) OEuvres d'A. Paré, liv. 4, *De la Génération,* ch. 46, pag. 967;
Paris, 1598.
(11) Pag. 70 et 98. — (12) Obs. 9e.
(13) Levret, *Observations sur la cure des polypes.*
(14) T. Ier, liv. 2, pag. 291, 6e édit.
(15) Pag. 399, édit. 1739.
(16) *Exerc. de partu,* pag. 718 et sq.

Portal (1), Saviard (2), les *Ephémérides d'Allemagne* (3) et Leblanc (4).

D'autres auteurs, à peu près à la même époque, confondirent la chute de matrice avec celle du vagin, complication assez ordinaire, en effet, de la descente complète ; mais il n'est pas rare de voir des descentes incomplètes de matrice sans le moindre renversement du vagin.

De nos jours, personne ne peut plus en nier ni la possibilité ni l'existence. Les nombreux et précieux travaux dont elle a été l'objet depuis le siècle dernier, l'ont même fait reconnaître pour une des maladies qui sévit le plus fréquemment contre un sexe dont la vie entière est une suite de révolutions et de crises trop souvent funestes, et même qui le poursuit depuis ses premières années jusque dans la dernière et la plus orageuse époque de son existence, lorsque la révolution appelée *temps critique* a rendu à leur calme primitif les organes de la reproduction. Et sans doute le prolapsus utérin avait bien sa place dans la pensée de Roussel, le spirituel et gracieux auteur de la *Physiologie de la Femme*, quand il disait : « Dans la départition » des devoirs de la vie humaine, la nature, comme la civili- » sation, semble avoir été injuste envers la femme, car c'est » elle qui, au physique comme au moral, se trouve chargée du » fardeau le plus pesant. »

CHAPITRE II.

CARACTÈRES DE LA MALADIE.

Quels sont les accidents que provoquent les descentes, et à quels signes pourra-t-on les reconnaître ? En un mot, quels sont les caractères de cette maladie ?

Prolapsus est morbus in situ solùm actiones uteri lædens,

(1) Obs. 10e, pag. 78.
(2) Obs. 15e, pag. 83.
(3) Déc., 2e ann., obs. 98e, pag. 355 et sq.
(4) Mém. de l'Acad. de chir.

disait Aristote au 7ᵉ livre de son *Histoire des animaux;* mais nous ne croyons pas, nous, qu'il existe de maladies aussi embarrassantes que les déplacements de l'utérus, tant à cause de l'étonnante multiplicité des symptômes auxquels ils donnent naissance, qu'à cause de la variété de leurs conséquences, qui sont ordinairement subordonnées à la constitution, à la condition et surtout au caractère des femmes qui en sont atteintes. Aussi rien au monde n'est bizarre comme les douleurs causées par une lésion de cet organe : telle femme, avec une maladie légère, ressent de vives souffrances; telle autre, au contraire, portera l'utérus en entier hors de la vulve sans rien éprouver qu'une gêne locale, qui encore à la longue, par l'effet de l'habitude, disparaîtra complètement.

La marche de la descente de matrice est essentiellement progressive; quelquefois, cependant, les parties prolabées s'accoutument à leur changement de situation : c'est dans ces cas heureux, mais bien rares, qu'elle devient stationnaire et qu'il y a cessation complète des accidents; mais, le plus souvent, elle va marchant toujours et grossissant à mesure son cortége d'ennuis et de douleurs.

Les différences de longueur que le vagin présente d'un sujet à l'autre, rendent difficile l'appréciation d'un déplacement de 1 à 2 centimètres. Pour qu'une descente aussi légère devienne une maladie qui réclame l'intervention de l'art, il faut qu'elle soit compliquée de granulations ou d'ulcérations, qui alors deviennent l'affection principale, ou bien que des douleurs aux lombes et aux aines contraignent la malade à rechercher les soins du médecin.

Le toucher vaginal, c'est-à-dire l'introduction du doigt dans le vagin, est ici d'ordinaire le meilleur procédé d'investigation, comme du reste pour toutes les maladies de l'utérus : il n'est pas de pratique plus importante, de moyen plus avantageux pour parvenir à un diagnostic certain. La vue, pénétrant à travers cet instrument jusqu'au siége du mal, donne des notions exactes sur sa nature; car, avec un doigt suffisamment exercé, on distingue non-seulement les déplacements, mais encore les moindres ulcérations, les granulations les plus petites du col. Si nous l'osions, nous dirions presque avec M. Velpeau que la rougeur elle-même ne peut exister sans être perçue ; sans aller cependant tout-à-fait aussi loin, au moins affirmerons-nous que la moindre inégalité devient sensible au doigt habitué au toucher. Mais, pour qu'il ne soit point l'occasion d'une erreur et ne fasse pas croire à une intégrité de situation qui n'existe plus, il doit être pratiqué la malade debout et après quelques instants de marche ; par le repos, en effet, et surtout par le décubitus dorsal, l'organe remonte dans le bassin et rend au vagin sa longueur ordinaire. Il importe aussi que le toucher soit pratiqué préalablement à toute autre opération, que l'organe n'ait été refoulé ni par le spéculum ni par l'application d'un pessaire, et même que la vessie et le rectum soient en état complet de vacuité. On doit, enfin, procéder avec lenteur, pour que la rencontre brusque du doigt avec le col ne vienne point changer la position de celui-ci : une exploration peu ménagée aurait de plus l'inconvénient d'occasionner des douleurs chez les personnes dont le col est sensible.

Le doigt, introduit dans le vagin, rencontre facilement le col à une médiocre profondeur, et, sous l'influence d'une pression légère, on le sent remonter dans le bassin ou se déplacer latéralement, suivant qu'on l'a refoulé de bas en haut ou d'un côté à l'autre. En règle générale, le col est dur et augmenté de volume, surtout au niveau de la lèvre antérieure ; il est, en un mot, le siége d'un engorgement chronique.

Est-ce la descente qui cause l'engorgement, ou bien la filiation de ces deux maladies est-elle en sens inverse ? Lisfranc se prononce hardiment pour la seconde manière de voir (1). Pour lui, l'engorgement est la maladie essentielle, la descente n'est que symptomatique : « Traitez l'engorgement, dit le chirurgien de la Pitié, et vous verrez disparaître l'abaissement. » Bien plus, il généralise et rattache tous les déplacements à un engorgement du col. Arrive ainsi sa théorie physique, qui attribue

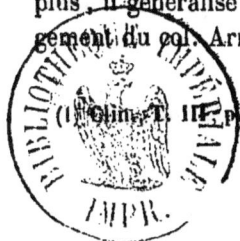

(1) Clin. T. III, p. 408.

2

l'antéversion à un engorgement de la partie antérieure de l'u-
térus, la rétroversion à une augmentation de volume de la partie
postérieure, et l'abaissement suivant l'axe à une hypertrophie
générale. A coup sûr, si cette opinion est vraie, elle n'est pas
vraisemblable; on ne se douterait guère, en effet, que quelques grammes de plus ou de moins d'un côté de l'utérus pussent
agir comme sur le fléau d'une balance. Nous aimons bien mieux
croire, avec M. Velpeau, qui depuis plus de 30 ans examine
un si grand nombre de femmes, tant dans les salles de sa clinique que dans les pavillons de dissection, qu'il n'est rien de
plus rare que les engorgements idiopathiques de la matrice,
dont la proportion réelle, comparativement aux déviations
utérines, est tellement minime, ajoute ce professeur, tellement
éloignée du nombre des engorgements qu'on croit traiter, qu'il
craindrait de voir se récrier les praticiens les plus sages s'il
disait son chiffre. Comment, d'ailleurs, la théorie physique
pourrait-elle expliquer les déplacements congénitaux et ceux
observés en si grand nombre sur les petites filles? Quoi qu'il
en soit, il n'est point rare de trouver, en même temps qu'un
commencement de descente, une antéversion plus ou moins prononcée : l'orifice utérin, dans ce cas, au lieu de rester dans
l'axe du vagin et de s'offrir naturellement à l'exploration, s'a-
dosse à la paroi postérieure de la gaîne vaginale que le doigt
est obligé d'explorer pour arriver à la face antérieure de l'extrémité dure et cylindroïde du col.

Mais le doigt ne peut pas toujours tout apprécier, tout recon-
naitre; aussi ne faut-il point négliger de joindre à l'exploration
du toucher l'examen au spéculum, qui fera connaître *de visu*
l'aspect des granulations, la forme et l'étendue de l'ulcère.
L'orifice du col se montre habituellement obstrué de mucosités
filantes, claires ou opalines, qui coulent avec plus d'abondance,
par le fait même de toutes ces manœuvres qui excitent l'utérus.
Cette hypersécrétion utérine, jointe au muco-pus que fournit le
vagin, est la source de la leucorrhée, qui ne manque jamais
dans les maladies de matrice.

Le vagin, refoulé de haut en bas par l'abaissement de l'uté-

rus , est moins lisse , moins tendu ; il commence à se replier
sur lui-même ; pour plus tard , si la maladie fait de nouveaux
progrès , se retourner comme un doigt de gant.

Dans ce commencement de descente , les ligaments ronds et
larges de la matrice sont à peine tendus : il faut un déplacement
plus considérable pour que ces replis flottants soient tiraillés.
Les seuls qui aient à souffrir sont ceux dont l'action est vraiment
efficace au maintien de l'utérus, c'est-à-dire ceux formés par
les deux replis falciformes postérieurs du péritoine , plus particulièrement renforcés par la tunique utéro-sous-péritonéale
que nous avons décrite , et qui, elle aussi , est un peu tiraillée
dans le reste de son étendue. La vessie et le rectum conservent
encore leurs rapports avec l'utérus et le vagin , à quelques
modifications près.

Les malades éprouvent une pesanteur dans le bassin et sur
le fondement; elles souffrent des tiraillements aux aines et aux
lombes. L'écoulement leucorrhéique , quand il est très-abon-
dant , en l'absence surtout des soins de propreté , amène des
rougeurs , des excoriations sur la peau des parties génitales et
des cuisses. Il existe souvent aussi de la dysurie, de la gêne
dans la défécation , et cela d'autant mieux lorsqu'avec la descente il y a une déviation plus prononcée.

Dans le degré le plus avancé de la descente incomplète, c'est-
à-dire quand le col de l'utérus arrive au niveau des grandes
lèvres, un peu au-dessus du méat urinaire, le col utérin devient
visible sans le secours d'un instrument ; il suffit pour cela d'é-
carter seulement les lèvres de la vulve : il se révèle alors par
son aspect conique ou bilobé, par son orifice circulaire ou en
forme de fente transversale, dont les bords sont agglutinés ou
seulement humectés par des mucosités filantes. C'est par là que,
pendant les époques menstruelles, s'échappe le flux catamé-
ménial, qui n'est pas toujours arrêté par le fait du déplacement.

Le doigt, introduit entre le col et les lèvres, arrive dans un
cul-de-sac circulaire formé par le vagin et généralement plus
profond en arrière qu'en avant. Le vagin, en effet, refoulé sur
lui-même, se retourne, avons-nous dit, comme un doigt de

gant et vient ceindre le col d'un bourrelet circulaire. La direction de l'utérus est changée : en même temps qu'il descend,
il s'incline en arrière et vient se placer dans l'axe du détroit
inférieur. La distension des ligaments de l'utérus va toujours en
croissant, tandis que les rapports de cet organe avec le rectum
et la vessie diminuent, au contraire, de plus en plus. Cette
dernière est renversée en arrière et occupe la place de la
matrice (*Voy.* Pl. III, fig. 1); sa direction devient horizontale
aussi bien que celle de l'urètre, de telle sorte que le jet des
urines se porte en avant ou même en haut, et que, dans ce
dernier cas, il va mouiller le bas-ventre de la malade. Le col
de l'utérus, appuyé sur le rectum, le comprime et gêne ainsi
la déjection des excréments : de-là vient qu'il est quelquefois
des malades qui ne peuvent uriner ou se livrer à l'acte de
la défécation qu'après s'être étendues sur le dos et avoir
repoussé ensuite la matrice en arrière avec leurs doigts, ou
penché le corps en avant, en se posant sur les genoux et sur
les coudes, afin de faire reprendre aux organes déplacés leur
position primitive.

Par le toucher rectal, l'introduction du doigt dans l'orifice
anal, on peut explorer toute la face postérieure de l'utérus,
remonter même jusqu'au fond de l'organe. On reconnaîtrait par
cette voie des tumeurs qui échapperaient au toucher vaginal,
et plus facilement aussi on se ferait une idée des inflexions du
corps sur le col compliquant une descente. Dans les cas simples
et ne donnant aucune prise au doute, il est mieux de s'en abstenir à cause des répugnances qu'il soulève.

La palpation est aussi un moyen explorateur d'une haute
importance dans l'examen de la descente de matrice. Quand on
en a acquis une habitude suffisante, on parvient, à son aide, à
explorer les régions iliaques d'une manière complète. On sent
facilement alors la bordure osseuse formée par le détroit supérieur, et, en faisant pénétrer les mains, on peut arriver à une
assez grande profondeur dans l'excavation pelvienne pour pouvoir apprécier l'état des organes qui s'y rencontrent, et même
constater l'espèce de vide que laisse la matrice descendue.

« Cette exploration par le palper sera possible chez un très-grand nombre de sujets », dit M. Pujol. Ainsi, presque toujours, chez les femmes qui auront eu des enfants et parmi les autres dont le ventre n'aura point été distendu par la grossesse, il n'y aura guère que celles dont les parois abdominales sont trop dures chez lesquelles ce moyen ne pourra être mis en usage.

La matrice, en effet, est accessible par l'hypogastre chez toutes les femmes qui ne sont point enceintes, excepté chez celles dont l'embonpoint est considérable, ou bien encore chez celles dont les parois abdominales sont extrêmement dures et résistantes. Cela va même plus loin : chez la plupart des femmes qui n'ont pas eu d'enfants, les parois abdominales sont fermes ordinairement, et pourtant il en est bon nombre dont l'utérus est accessible à la main par l'hypogastre. Mais, pour rendre l'examen facile par ce moyen, il est essentiel que le chirurgien remplisse des conditions indispensables. La main doit être d'abord placée entière au-dessus des arcades crurales ; puis elle doit déprimer lentement, peu à peu, mais avec force, les téguments. Cette pression, continue pendant quelque temps, ne tarde pas à faire toucher le fond de la fosse iliaque, comme si elle était sentie à nu sous les doigts. Alors il est aisé d'apprécier les tumeurs dont les ovaires ou les organes voisins peuvent être le siége, et qui viendraient compliquer la descente de matrice.

La malade éprouve un sentiment de tiraillement dans la région lombaire et aux aines, une sensation de poids douloureux sur la partie inférieure du rectum : de là, des épreintes, ténesme, constipation, et par le changement de position de la vessie, dysurie, quelquefois ischurie et même hématurie. Par la compression et la distension des ligaments de la matrice, la circulation des vaisseaux utérins est souvent interrompue ou tout au moins considérablement gênée ; de là viennent l'irritation, puis l'inflammation, et enfin l'augmentation de volume de l'organe, laquelle, si elle ne contribue pas à le faire descendre davantage, sert tout au moins à le maintenir dans sa position vicieuse. La menstruation est souvent supprimée ; mais quand elle a encore lieu, par l'effet de la stase sanguine dans les vaisseaux veineux de la matrice, le flux menstruel peut dégénérer en véritable perte habituelle ou même hémorrhagie. La leucorrhée elle-même, par l'irritation croissante des follicules muqueux du vagin, devient de plus en plus abondante, à mesure que la chute se complète davantage, et peut dégénérer elle aussi en pertes blanches habituelles. Tous ces accidents sont plus graves dans le principe de la maladie et diminuent par la suite, probablement parce que la matrice et ses dépendances s'habituent peu à peu à la position contrenature qu'elles ont prise. Par la même raison, une chute de matrice qui arrive soudainement est plus violente et entraîne des accidents plus graves que celle qui s'opère lentement et par degrés : on observe alors de longs évanouissements, des douleurs dans toute l'étendue du bas-ventre, des hémorrhagies utérines graves, une fièvre violente et même l'inflammation du péritoine.

Lorsque la descente incomplète se change en une chute complète de ce viscère, tous les accidents dépendant d'une pression exercée sur la vessie, le rectum, les vaisseaux et les nerfs, cessent à la vérité; mais il se manifeste alors d'autres symptômes, provenant d'un tiraillement considérable des parties.

La matrice précipitée forme une tumeur allongée, presque cylindroïde, attenant d'un côté à la vulve, libre à son extrémité inférieure qui est le col utérin. Chez les femmes qui n'ont point eu d'enfants, le col est étroit, conique, percé d'un orifice circulaire ; chez celles qui ont été mères, cet orifice est linéaire, transversal et limité par deux lèvres. Par cette voie s'écoule le sang aux époques menstruelles, et, dans l'intervalle, un liquide filant, glutineux et muco-purulent. Des rougeurs, des excoriations de forme et d'étendue variables sont à peu près constantes sur le col ou sur le vagin; elles résultent du contact irritant des urines avec des muqueuses inaptes à le supporter, ainsi que des frottements inévitables de la partie procidente contre les cuisses et les vêtements. La base de la tumeur est circulairement attachée à la racine des grandes lèvres, si la précipitation est complète.

Lorsque le prolapsus n'a pas encore amené en entier le corps de l'utérus hors de la vulve, il reste autour de l'utérus une rainure formée par le vagin replié sur lui-même, et que le doigt peut suivre et explorer. Elle est plus profonde en arrière qu'en avant, ce qui tient à ce que le vagin, moins soutenu du côté de la vessie que partout ailleurs, peut laisser sa paroi antérieure suivre plus facilement l'utérus qui descend. Souvent aussi, et par la même raison, cette paroi antérieure du vagin se ramasse à la base de la tumeur et la ceint de petits bourrelets semi-circulaires. Le méat urinaire est caché quelquefois par l'un de ces bourrelets ; d'autres fois, il est légèrement tiraillé et déplacé de quelques millimètres. Quand l'utérus est enfin précipité en entier hors de la vulve, il paraît devant les parties génitales une tumeur, entre laquelle et les lèvres de la vulve il est impossible de faire passer le doigt ou même une sonde. La surface de la tumeur est parcourue de saillies linéaires trans-versales, qui rappellent les inégalités du vagin, et le sont en réalité. Le conduit vulvo-utérin est retourné sur lui-même comme une bourse, de telle sorte que la face muqueuse, qui était intérieure à l'état normal, est devenue extérieure après le déplacement. Le vagin n'est plus un conduit libre : c'est un sac renfermant, comme un suspensoir, un corps dur, ovoïde, l'utérus. L'aspect général de la muqueuse est changé; elle n'est plus rosée, humide, mais sèche, blanchâtre et d'apparence cutanée.

Hors du petit bassin, l'utérus ne conserve plus la direction de l'axe du détroit inférieur; il s'incline de haut en bas et d'avant en arrière. Le museau de tanche, au lieu d'être tout-à-fait en bas, regarde vers le périnée, et la partie la plus déclive de la tumeur est un point de la lèvre antérieure plus ou moins engorgée. Cette déviation doit s'expliquer encore par le peu d'opposition que font aux déplacements les faibles con-nexions de la paroi antérieure du vagin, et probablement aussi par la résistance des ligaments utéro-sacrés qui, s'insérant au

point de jonction du col avec le corps de l'utérus, sont efficace-
ment situés pour faire basculer ce col en arrière.

Des déplacements intérieurs suivent encore ceux que l'on
apprécie au-dehors (1). En descendant, l'utérus entraîne le
bas-fond de la vessie et même la vessie tout entière, qui
vient occuper la partie supérieure du sac formé par le vagin
retourné. Un pareil changement dans la position de cet organe
entraîne la dysurie, la stagnation de l'urine dans quelques
points de la poche, et partant la formation de calculs, ainsi
que nous en citerons des exemples à l'article des complications.
Par suite de cette nouvelle position de la vessie, quand on est
appelé à sonder ces malades, on est obligé de porter le cathéter
directement en arrière et de le diriger vers le rectum, ou de se
servir d'une sonde d'homme et de la faire passer de haut en
bas sur la tumeur, ou même de lui donner le demi-tour latéral,
comme dans le coup de maître (2). La paroi antérieure du rectum cède de son côté ; elle vient faire saillie dans le cul-de-sac
du vagin, où elle forme une arrière-cavité favorable à l'arrêt des
matières fécales. Les anses intestinales elles-mêmes se logent à
la partie supérieure du vagin, et, dans certains cas, elles sont
descendues assez loin pour qu'on pût les reconnaître à la base
de la tumeur extérieure. Les ligaments ronds et larges sont
distendus ; leur direction est devenue presque verticale, mais
ceux qui ont le plus souffert sont sans contredit les ligaments
utéro-sacrés. Nous avons déjà rappelé, d'après Mme. Boivin et
Dugès, le rôle qu'ils jouent dans la stabilité de l'utérus. Combien ne doivent-ils donc pas être tiraillés dans les déplacements
verticaux, n'étant pas, comme les précédents, lâches et flottants
à l'état normal ! Le tissu cellulaire pelvien doit être distendu et
allongé dans la même proportion que les ligaments utéro-sacrés.
« Les trompes utérines, disent MM. Désormeaux et Dubois,
sont dans une direction verticale, leur pavillon restant avec
l'ovaire sur le bord du détroit supérieur ; mais quelquefois l'une

(1) *Voy.* Planch. III, fig. 1.
(2) Levret, Observations sur la cure des polypes, p. 124.

d'elles, avec l'ovaire correspondant, ou toutes les deux sont entraînées dans le petit bassin. »

La réduction rend aux parties prolabées leurs dispositions anatomiques. Elle est spontanée, au début, par le décubitus dorsal ; plus tard, quand la maladie a fait de nouveaux progrès, elle réclame des manœuvres méthodiques ; elle peut devenir tout-à-fait impossible sous l'influence d'un gonflement énorme. Quoique remis à sa place, le vagin conserve une grande laxité, qui tient à sa dilatation, au tiraillement de ses connexions et de celles de l'utérus. Celui-ci jouit d'une mobilité qui lui permet de céder facilement à la plus légère pression, soit qu'on le refoule vers l'abdomen, ou qu'on le déplace d'un côté à l'autre.

Dans les cas simples, il suffit des caractères anatomiques de la tumeur pour en établir le diagnostic ; dans les cas embarrassants, le toucher rectal ferait constater en avant de l'intestin l'absence de la matrice : au lieu de rencontrer un corps dur, on n'aurait que la sensation d'une membrane molle, dépressible comme la vessie ou les anses de l'intestin grêle. L'introduction d'une sonde dans la vessie permettrait encore d'apprécier le rapprochement des deux organes, par la possibilité de sentir avec le doigt le bec de la sonde. Ce mode d'exploration a donc une valeur réelle ; car, aussi souvent qu'à travers une mince couche de tissu le doigt percevra le bec de la sonde, on pourra soutenir que la place normale de l'utérus est vide.

Les complications du prolapsus utérin peuvent tenir aux organes voisins ou à la matrice elle-même.

La vessie descendue dans le vagin avec l'utérus est soumise à un certain degré de compression : si cette compression est médiocre, la malade rendra naturellement ses urines. « Mais si elle est considérable, la sortie des urines ne se fera qu'avec peine, et les douleurs seront proportionnées à la difficulté que les urines trouveront à s'échapper. Cette difficulté ne vient pas seulement de la compression de la vessie, mais aussi du changement survenu à sa situation normale. On sent bien, en effet, que le fond de la vessie, qui, dans l'état ordinaire, se trouve supérieur à son col, n'a pu accompagner le vagin dans sa chute sans lui devenir inférieur, en se repliant, pour ainsi dire, sur lui-même, pour passer sous le pubis. Le conduit de l'urètre, qui est la continuation du col de la vessie et qui décrit en avant une légère courbure, doit aussi avoir reçu un changement dans sa direction par le tiraillement qu'il a souffert, tant de la part du col que du fond de la vessie, ce que l'on reconnaît par la difficulté d'introduire la sonde pour faire uriner la malade. Or, par ce changement survenu tant au fond de la vessie qu'à son col et à son conduit, les urines seront plus disposées à séjourner dans ce viscère qu'à en sortir, la vessie étant d'ailleurs privée de l'action des principaux organes qui déterminent la sortie des urines : je veux dire de la compression des muscles du bas-ventre. En vain les malades font-elles des efforts pour uriner ; elles ne le peuvent que difficilement et qu'avec de vives douleurs, s'il y a des pierres dans la vessie (1). »

On trouve dans les annales de la science des observations curieuses de calculs vésicaux compliquant une chute de matrice. Saviard (2) parle d'une jeune personne dont la vessie précipitée renfermait un calcul ; il réduisit la tumeur et fit avec succès l'extraction de ce corps étranger. La première observation de Ruysch (3) nous apprend que cet homme célèbre, appelé auprès d'une femme horriblement tourmentée d'un prolapsus, reconnut, en touchant la tumeur, qu'il y avait des pierres cachées dans son épaisseur. Il incisa la tumeur et en retira quarante-deux pierres, dont la plus grosse avait le volume d'une noix. L'opération eut un heureux succès, malgré les quatre-vingts ans et les longues souffrances de la malade.

Tolet (4), en examinant une malade atteinte d'une chute invétérée de la matrice, entendit un craquement qui lui fit juger que la vessie avait suivi l'organe gestateur et qu'elle renfermait

(1) Verdier, Mém. de l'Académie de chirurgie, T. III, p. 2.
(2) Dict., T. XXX, p. 334.
(3) Académie de chirurgie, T. II, p. 27.
(4) Même Recueil, p. 28.

des calculs. Assisté de Mareschal, il pratiqua sur la tumeur
une incision longitudinale qui lui permit de retirer cinq calculs.
Cette femme, âgée de 70 ans, fut guérie au bout de huit jours.
Duverney présenta à l'Académie de chirurgie une pièce pathologique où l'on voyait que le vagin avait entraîné dans sa chute
la vessie, dans laquelle existait une pierre. M. Gagnare (1)
trouva un calcul de forme triangulaire chez une femme morte
avec une chute de matrice. M. Morel (2) a fait connaître l'autopsie intéressante qu'il a faite d'une femme portant au-dehors
de la vulve une tumeur dont le sommet ne présentait ni saillie
ni orifice qui pussent rappeler le col; néanmoins c'était un prolapsus, et la vessie, qui avait suivi l'utérus, renfermait une
pierre.

On saura que la vessie est descendue en même temps que l'utérus et qu'elle fait partie de la masse herniée, si la malade éprouve
une dysurie plus ou moins intense. A la vérité, cet accident, tel
que l'a si bien décrit Verdier, n'est pas constant, et lui-même en
convient quand il cite l'observation de Blassius, où tout se réduisait à quelques légères incommodités de temps à autre. La
présence de la vessie entraîne nécessairement quelques varia-
tions de volume dans la tumeur : avant la miction, elle est plus
grosse, plus tendue; après, plus affaissée, moins fluctuante.

S'il existe des calculs, on sent une sorte de crépitation, un
choc de deux corps durs qui frottent l'un contre l'autre. Un
seul calcul ne donnerait lieu ni à un choc ni à un frottement;
on ne pourrait le reconnaître qu'à la consistance dure, pier-
reuse de la tumeur sur un point donné. Une sonde flexible,
capable de suivre la courbure du canal, en arrivant jusque dans
la vessie, pourrait être sentie au travers des parois et non-seulement éclairer sur la présence de la vessie dans la tumeur,
mais aussi sur le point où elle s'arrête.

« La *procidence du rectum* complique quelquefois la précipitation de la matrice (3). » M. le professeur Malgaigne a vu une

(1) Dict., T. **XXX**, p. 334.
(2) Biblioth. du méd. prat., T. I, p. 363.
(3) Lisfranc, Clinique, T. II, p. 416.

marchande de bric-à-brac, qui eut un rectocèle compliqué de chute de matrice à la suite d'un coup de pied qu'elle avait reçu (1). Les malades portent alors deux tumeurs superposées d'avant en arrière, et qui se distinguent l'une de l'autre par leur forme et leur consistance. La première est dure, perforée d'un orifice, l'autre molle et sans solution de continuité. Le toucher rectal élucide complètement le diagnostic : le doigt, en explorant l'intestin, pénètre dans une cavité anormale qui le conduit jusque dans la tumeur. Le rectocèle entraîne une constipation opiniâtre, à l'opposé du cystocèle qui occasionne de si fréquents besoins d'uriner.

La procidence de la paroi postérieure du vagin est venue, chez quelques malades, former une tumeur située en arrière de la saillie utérine ; elle ne pourrait être prise pour un rectocèle que faute d'un examen attentif, et surtout à cause de la négligence que l'on aurait mise à explorer l'intestin.

Les complications de la chute de l'utérus, qui ont l'*organe pour siége*, sont, indépendamment de la leucorrhée, les maladies de l'ovaire, le cancer, les polypes, l'engorgement chronique, la gestation et la gangrène. Nous nous bornerons à énumérer simplement les premières complications, dans la crainte d'empiéter sur l'histoire générale des maladies de l'utérus à propos de sa chute ; nous renvoyons les polypes à l'article *Diagnostic*, à raison des erreurs qu'ils peuvent occasionner, sans qu'il soit besoin plus tard d'insister sur leur traitement, qui ne saurait changer beaucoup par le fait seul de la procidence. Il nous reste donc à jeter un coup-d'œil rapide sur l'engorgement, la gestation et la gangrène.

a. L'engorgement de l'utérus est une complication fréquente de la chute. Est-il cause ou effet? Nous croyons avoir jugé la question. Il peut aller depuis quelques bosselures, depuis l'hypertrophie limitée à l'une des lèvres, surtout à l'antérieure, jusqu'à un gonflement général énorme, qui fasse revêtir à la tumeur les formes inusitées les plus bizarres. On lit dans

_____

(1) Mém. de l'Acadám. de chirurg., T. VII, p. 494.

la 39ᵉ observation de Mauriceau l'histoire d'une fille âgée
de 23 ans, dont la matrice précipitée, « presque aussi grosse
que la tête d'un enfant, lui sortait entièrement de la partie
honteuse, lui pendant par-delà le milieu des cuisses. » Une
autre fois, cet accoucheur célèbre vit une fille de 24 ans à
qui la matrice, sortie du bassin, « pendait pareillement entre
les cuisses de plus de la grosseur de la tête d'un enfant. »
Leblanc (1), maître en chirurgie à Orléans, eut à traiter une
femme d'un prolapsus utérin *plus volumineux que la tête
d'un enfant à terme.* Une nommée Mme. Dumoulin, femme
d'un rôtisseur, vint trouver Saviard au mois de janvier 1699,
et lui marqua beaucoup de chagrin d'une descente de matrice
qu'elle portait depuis long-temps, et qui la réduisait « à ne
pouvoir marcher qu'avec des douleurs inconcevables, à quoi
contribuaient beaucoup deux ulcères fort étendus autour du
vagin, mais qui avaient leur siége à sa matrice, laquelle était
sortie hors de la vulve de la grosseur d'un pain de deux sols. »
Dans son service à l'Hôtel-Dieu de Paris, salle du Légat, se
trouvait une femme malade d'une descente de matrice, « qui
était toute ulcérée, et le volume de la tumeur qui sortait au-
dehors, estait de la grosseur de la teste d'un enfant. » Une
autre femme, dans la même salle, en 1693, « avait une descente de matrice si considérable, que son vagin s'allongeait
d'un demi-pied hors de la vulve (2). »

« Je ne puis me dispenser, dit encore plus loin cet ancien et
célèbre chirurgien en chef de la salle des accouchées de l'Hôtel-
Dieu de Paris, de rapporter encore une observation à cause
de la singularité du fait, cette descente s'étant trouvée compliquée avec la pierre dans la vessie urinaire; aussi sera-ce la
dernière, car si je voulais faire la relation de toutes celles que
j'ai réduites, il faudrait avoir plus de loisir que je n'en ai.

» Une fille, âgée de 25 ans, vint à l'Hôtel-Dieu au mois d'oc-

(1) Acad. de chirurg., T. III, p. 364.
(2) Saviard, Nouveau Recueil d'observations chirurgicales, p. 56,
58 et 63; voir plus loin encore l'histoire de Marguerite Malaure.

tobre 1692, malade d'une descente de matrice de la grosseur
d'un moyen melon, qu'elle portait depuis douze ans, sans être
rentrée. Elle fut d'abord saignée et purgée, et je lui fis des
fomentations émollientes quinze jours durant matin et soir,
après quoy je me mis en devoir de faire rentrer sa descente, à
quoy je trouvay beaucoup de difficulté. Je tâchay premièrement
de la réduire seul, et n'ayant pu y réussir, le secours que
j'empruntay d'un autre chirurgien me fut fort utile; car, ne
pouvant retenir avec mes mains seules ce que je repoussais
au-dedans, les siennes et les miennes poussaient et retenaient
alternativement ce qui était réduit, jusqu'à ce que la réduction se trouvât faite absolument.

» Mais comme, après l'opération, elle ne laissait pas de souffrir autant et plus qu'auparavant d'une difficulté d'uriner, je
jugeay à propos de la sonder, et je sentis une pierre dans sa
vessie.

» Elle luy fut tirée quelque temps après, et elle était fort
grosse, par où l'on pouvait juger qu'elle la portait depuis long-
temps, et que ce corps étranger pouvait bien avoir été la cause
de sa descente de matrice. Quoy qu'il en soit, elle guérit parfaitement de ces deux maladies. »

Hoin, maître en chirurgie à Dijon, eut également de grandes
difficultés à surmonter chez une jeune fille atteinte d'une chute
complète de matrice, *longue de 10 pouces, sur 7 de circonférence.*

La réduction ne fut possible de prime-abord chez aucune de
ces malades; on ne l'obtint qu'à la faveur d'un traitement débi-
litant, du repos et d'applications résolutives. Dans un cas
analogue, Bobe-Moreau (1), à l'exemple de Léveillé, obtint la
réduction d'une chute ancienne de l'utérus par la compression
circulaire.

b. La gestation coïncidant avec le prolapsus est rare, puisque la grande collection de faits que nous devons à Mauriceau
ne renferme que trois observations de femmes grosses ayant
une chute de matrice. L'une d'elles (obs. 6), au moment du

(1) **Boivin**, T. I, p. 94.

travail, eut une précipitation *si prodigieuse que la sage-femme en fut étonnée;* les deux autres (obs. 67, 95) n'étaient point encore au-delà du cinquième mois de la grossesse, et n'avaient d'ailleurs qu'une issue incomplète de l'organe gestateur. Mauriceau put faire la réduction, placer un pessaire, et les conduire ainsi toutes les deux à terme, où elles accouchèrent naturellement.

M. Sabatier, dans les mémoires de l'Académie de chirurgie (1), cite l'observation de Ducreux, maître en chirurgie à Orléans, qui, appelé auprès d'une femme en travail, trouva la matrice pendante entre les cuisses et son orifice ouvert dans l'étendue d'un pouce. Ce chirurgien dilata doucement ce dernier, perça les membranes, tira un enfant vivant, opéra la réduction de la matrice, et n'eut pas même besoin d'employer dans la suite de pessaire pour maintenir cet organe dans sa position.

Portal, dans les mêmes conditions, raconte dans sa dixième observation (2) un accouchement « où il ne paraissait aucune partie de la femme, qu'une tumeur de la grosseur d'un ballon entre les deux cuisses, l'enfant dedans, au lieu des parties naturelles de la femme. »

« Du temps que Mlle. de la Marche était maîtresse sage-femme à l'Hôtel-Dieu, dit encore Saviard, je vis dans la salle des accouchées une femme en travail, à laquelle le corps de la matrice contenant son enfant sortait entièrement hors de la vulve; l'on voyait à découvert l'orifice interne dilaté de la largeur de deux écus, et par cette ouverture l'on voyait la tête de l'enfant, garnie de ses cheveux, qui se présentait pour sortir dans la posture naturelle. »

Ces chirurgiens suivirent l'exemple de Mauriceau; ils dilatèrent le col avec douceur, et terminèrent heureusement le travail. On ne comprend pas, en vérité, sur quoi s'appuyait Ruysch pour prétendre qu'il ne faut intervenir que si l'enfant

---

(1) T. VIII, édit. in-12, p. 393.
(2) Pratique des accouchements, p. 68.

est mort, et remettre à la nature le soin de son expulsion s'il
est vivant.

Les *Ephémérides des curieux de la nature* (1) renferment
l'exemple d'une matrice qui s'était précipitée au-dehors avec
l'enfant, par l'effet d'une violente douleur pour accoucher.
Le chirurgien, appelé au secours de cette femme, crut devoir
pratiquer, sur la tumeur formée par la matrice, une incision à
la faveur de laquelle il tira un enfant mort. La plaie de l'utérus
se ferma peu de temps après; on fit la réduction de ce viscère,
et le chirurgien, plus heureux que sage, vit sa malade guérir
parfaitement.

La descente de matrice peut donc exister pendant l'état de
grossesse; il est donc possible d'obtenir la guérison d'une plaie
faite à ce viscère prolabé, et, mieux encore, il peut se faire
même que la grossesse préexiste au prolapsus, ainsi qu'il arriva
à cette fille de campagne dont Chopart nous a laissé l'histoire,
accompagnée des détails les plus intéressants et les plus cir-
constanciés (2). En faisant un effort, elle contracta une chute
de l'utérus, qui, avec le temps, résista aux tentatives de réduction et prit le volume d'un œuf d'oie. Mariée à 22 ans,
elle ne devint enceinte que vingt ans plus tard, lorsqu'à la
suite des efforts multipliés du mari, le col se fut assez dilaté
pour permettre l'intromission du gland et donner libre accès
à la liqueur spermatique. L'accouchement fut heureux, seulement la dureté et la résistance du col mirent dans la nécessité
de recourir au débridement.

On peut lire, dans le *Journal de médecine* (3), le cas bien
curieux que rapporte Jalouset d'une femme de 35 ans, qui,
portant depuis l'âge de 15 ans une descente complète de matrice avec renversement total du vagin, devint grosse au bout
de neuf ans de mariage. Durant toute la grossesse, la matrice
fut entièrement hors des lèvres de la vulve; elle formait, vers

(1) Décade II, ann. 3e, p. 375.
(2) T. II, p. 73, Traité des maladies des voies urinaires.
(3) T. XLIII, p. 366.

la fin de la gestation, une tumeur énorme couverte de cica-
trices et de callosités produites par le frottement continuel des
vêtements et des cuisses. Le travail de l'enfantement ayant
commencé, on put observer très-bien les contractions de l'u-
térus, lesquelles donnaient chaque fois à ce viscère une dureté
extraordinaire. Cependant, après soixante heures de douleurs,
on ne pouvait encore découvrir l'orifice de la matrice ; ce ne fut
qu'après bien des recherches qu'on s'aperçut d'un petit trou par
lequel sortaient quelques cheveux du fœtus (1). On pratiqua plusieurs incisions sur les bords de ce trou, que les contractions de
la matrice agrandirent bientôt, et qui procurèrent enfin la sortie
d'un enfant à terme, mais mort. Les suites des couches furent
heureuses ; les plaies résistantes des incisions se cicatrisèrent
et se guérirent, et il ne subsista qu'une ouverture par laquelle
coulèrent les règles.

Le même journal (2) contient, en outre, l'observation rapportée
par Giroud, d'une femme enceinte pour la sixième fois et
ayant un prolapsus de la matrice de la grosseur des deux
poings ; l'accoucheur parvint à faire la réduction de ce viscère,
et à conduire la grossesse à terme.

Baudelocque (3) a vu des descentes complètes de matrice
au quatrième mois de la grossesse et même après le sixième
mois. Enfin, Thénance (4) a été appelé auprès d'une femme en
travail, chez laquelle la tête et le cou de l'enfant, encore en-
veloppés de l'utérus, étaient hors de la vulve et descendaient
jusqu'aux deux cuisses. L'orifice était dilaté de la grandeur
d'une pièce de 24 sous; il était très-épais et dur comme un
cartilage. On fut obligé de pratiquer trois incisions à cet orifice, et dans une étendue assez considérable, pour pouvoir
appliquer le forceps. Un aide retenait la matrice pour l'empê-

(1) Bœhmer cite un fait semblable : « *Orificium uteri ità angustum,
ut vix ac ne vix quidem acu in cavitatem uteri penetrare potuerimus.* »
(Bœhmer, *Disput. chir.* Haller, T. III, p. 558.
(2) T. XLV, p. 232.
(3) *Art des accouchemens*, T. I, p. 141, édit. de 1789.
(4) Nouveau forceps non croisé ; Lyon, an X, p. 106.

3

cher d'être entraînée dans les mouvements de traction exécutés avec le forceps. L'accouchement fut promptement terminé ; l'enfant était vivant, et la matrice fut replacée avec beaucoup de facilité.

Après un si grand nombre d'observations, ne devons-nous pas nous inscrire en faux contre la pensée de Levret qui, dans le 34ᵉ volume du *Journal de médecine* (pag. 457), élève des doutes sur la possibilité de la descente de matrice pendant la gestation, et ne trouve dans les cas qu'on a rapportés que des exemples d'un allongement contre-nature du col de la matrice pendant le travail de l'enfantement ?

« Comment est-il possible, en effet, dit avec tant de raison M. Fontaine (1), que le col de la matrice s'allonge dans le travail de l'accouchement ? N'est-il pas avéré, au contraire, que cette portion de l'utérus se raccourcit à chaque contraction et finit par s'effacer totalement ? »

En somme, nous l'avons vu, réduire la matrice aussi souvent qu'on le peut, aider la dilatation du col en procidence au moment du travail, le débrider au besoin : telle fut la règle de conduite des grands praticiens dont nous avons cité les faits.

c. On a vu la *gangrène* consécutive à une inflammation grave, causée elle-même par l'âcreté de l'urine qui se répand sans cesse sur l'utérus prolabé, s'emparer de l'organe en entier et en déterminer l'élimination.

Rousset, dans son Traité *De partu Cæsareo*, raconte un fait reproduit par tous les auteurs. Une femme, nommée Perrine Boucher, avait un prolapsus de matrice irréductible qui se termina par la gangrène sans entraîner d'accidents sérieux. Les bords de la plaie se cicatrisèrent isolément, et il resta une perforation qui conduisait dans la cavité péritonéale. Cette femme mourut, et l'autopsie, qui en fut faite par Rousset assisté de deux médecins de Montargis, Felle et Contuge, démontra l'existence d'une ouverture qui permettait d'arriver

(1) Dissertation sur les déplacements de l'utérus, p. 11.

dans l'abdomen sans rien déchirer. La place normale de l'u-
térus était vide. C'est donc bien d'une gangrène avec élimination qu'il s'agit ici ; mais, à cause de son extrême rareté, ce
fait est plus intéressant qu'effrayant dans la pratique.

. Les *symptômes* qui nous restent à mentionner, outre la leucorrhée, la dysurie, la constipation, sur lesquels nous avons déjà
insisté, sont, à peu de chose près, ceux des affections de l'u-
térus en général. Les malades, nous l'avons dit, éprouvent des
troubles de la menstruation soit dans la quantité de sa perte,
soit dans la périodicité du retour, ou même il y a suppression
complète du flux cataménial. Il n'est pas trop extraordinaire
cependant de trouver des femmes chez lesquelles la fonction
ne s'est ressentie en rien du déplacement organique. Les excoriations qui siègent sur le col ou sur le vagin deviennent la
cause de cuissons, de douleurs au moment de l'émission des
urines, et par leur frottement contre les cuisses ou les vêtements. La marche est plus ou moins embarrassée, suivant le
volume de la tumeur, suivant aussi le degré auquel les jambes
doivent être écartées pour éviter des frottements douloureux.
La station debout est pénible ; la station assise, à son tour,
n'est pas exempte d'inconvénients ; la compression de la tumeur
peut rendre cette attitude fatigante, surtout si elle est prolongée.

Les femmes se plaignent d'une sensation de poids dans le
bassin et sur l'extrémité inférieure du rectum ; elles ressentent
aux aines, aux lombes et dans les cuisses des tiraillements,
des douleurs variées, que l'exercice et le travail rendent insupportables.

Les malades sont en proie à la mélancolie, à une sombre
tristesse ; elles ont de fréquentes envies de pleurer, et elles vont
même répandre en secret des larmes involontaires et sans
motif ; le teint pâlit ; les yeux s'éteignent, un cercle livide les
entoure ; les lèvres se décolorent ; tous les traits s'affaissent
et se décomposent ; la beauté perd tout son éclat, toute sa
fraîcheur.

Les fonctions digestives sont profondément troublées, et l'on observe les symptômes de la gastralgie la plus grave : appétit diminué ou aboli, souvent irrégulier et dépravé ; digestions pénibles, laborieuses, douloureuses ; tympanite gastrique, flatuosités, nausées, vomissements, constipation. Les malades ne tardent pas à tomber dans un amaigrissement progressif, qui parfois les conduit à un véritable état d'émaciation. Le système nerveux est gravement atteint : des douleurs sympathiques se font sentir aux divers points du corps ; la céphalalgie, les migraines sont fréquentes ; les malades sont tristes, moroses, irritables ; leur caractère en éprouve même une fâcheuse influence, et devient insupportable ; elles ont parfois des accès convulsifs, et il n'est pas rare de les voir devenir hystériques ou hypochondriaques (1).

La respiration est quelquefois courte, embarrassée ; on observe de la dyspnée, des accès d'asthme ; la voix elle-même se voile, et si la malade a l'habitude du chant, elle ne peut plus, comme auparavant, donner certaines notes (2). « Il survient un état fébrile, quelquefois léger et caractérisé seulement par de la chaleur et de l'agitation le soir et pendant la nuit, d'autres fois plus développé et continué. » (Désormeaux et Dubois, Monneret et Fleury, *loc. cit.*)

Heureusement que le tableau des souffrances attachées à cette maladie de l'utérus n'est pas toujours aussi noir. A côté des malades vivement tourmentées, il s'en trouve qui n'ont aucuns symptômes généraux, et chez lesquelles tout se réduit à un peu de gêne dans les mouvements, dans la station assise à quelques douleurs passagères. Mais c'est une exception d'autant plus remarquable, que souvent des affections très-superficielles du col entraînent des troubles nerveux qui déjouent la plus saine thérapeutique.

(1) Monneret et Fleury, *Compendium* de médecine, T. VIII, p. 364.
(2) Piorry, Dict. des sciences médicales, art. *Voix.*

CHAPITRE III.

DIAGNOSTIC.

Reconnaître une chute de l'utérus est généralement chose facile. L'extrémité de la tumeur, qui rappelle un organe connu, l'écoulement cataménial, la réduction, qui rend aux organes génitaux leurs dispositions normales, suffisent dans les cas les plus simples. Qu'il y ait, au contraire, des anomalies, quelque déformation, des maladies concomitantes de l'utérus ou des organes voisins, le doute, l'erreur seront possibles ; et la preuve, ce sont les méprises célèbres dont nous savons l'histoire.

Une jeune fille, Marguerite Malaure, de Toulouse, atteinte dès son enfance d'une précipitation de l'utérus, fut regardée comme hermaphrodite, avec prédominance du sexe masculin, et condamnée par arrêt du Parlement de Toulouse, du 31 juillet 1691, sous peine du fouet, à prendre le nom, la qualité et les habits d'homme. Elle se crut, dès-lors, « plus mâle que femelle », dit Saviard, comme l'avaient déclaré, chose incroyable, même pour ce temps-là ! les médecins qui avaient été consultés par les Capitouls de Toulouse ; et, partant de là, elle fut se montrer de ville en ville et se laisser examiner, pour une légère aumône, à ceux qui en avaient la curiosité, disant qu'elle avait les parties naturelles des deux sexes, et qu'elle était en état de se servir des unes et des autres. « Il y avait même, dit Saviard (1), des médecins et des chirurgiens d'un grand nom qui assuraient qu'elle était telle qu'elle se disait être, et qui faisaient voir en cela que l'on peut avoir beaucoup de réputation dans la médecine et dans la chirurgie, sans avoir un grand fond de connaissances solides et de véritable capacité. »

Deux ans plus tard, elle arrivait à Paris en habit de garçon, l'épée au côté, ayant néanmoins ses cheveux pendants comme ceux d'une jeune fille, noués par derrière avec un ruban, à la

(1) Saviard, *loc. cit.*, pag. 71.

façon des Espagnols et Napolitains, un chapeau retroussé, et
tout le reste de l'habillement comme celui des autres hommes.
Elle y fit grand bruit parmi les médecins et chirurgiens, « et,
ajoute le chirurgien de l'Hôtel-Dieu, il semblait que je fusse le
seul qui eût de l'insensibilité pour voir un tel prodige. » Aussi,
voulut-on la lui amener pour qu'il examinât ce monstre
prétendu.

« Avant de s'exposer à la visite, dit-il dans sa 15ᵉ observation (pag. 73), elle voulut que chacun de ceux qui seraient
présents lui donnât un sou, et je fus le premier qui satisfis à
sa demande. Elle voulait d'abord me faire accroire qu'elle avait
eu commerce avec des femmes ; mais tout cela fut bientôt détruit
par ses propres réponses, à mesure que je l'examinay sur chaque
partie avec exactitude. Je commençay par son sein, qui était,
fort gros, comme celuy d'une fille de 30 ans, et je crois aussi
que c'était à peu près son âge. Ensuite j'examinay la descente
de matrice, qui sortait hors de sa vulve de la longueur de 8 à
10 pouces, fort large par en haut du côté du pubis, où le corps
de la matrice était descendu, recouvert du vagin, retourné
comme un gand, qui allait toujours en diminuant jusqu'à
l'extrémité de la descente, qui n'était pas plus grosse qu'une
noix, et où l'on voyait l'orifice interne de la matrice par où
sortait alors du sang menstruel. A l'égard de la partie supérieure
de cette tumeur, elle était de la grosseur d'un pain d'un sol, ou
un peu plus. Au reste, comme il y avait long-temps que cette
descente n'était rentrée, elle semblait couverte d'une véritable
peau revêtue de son épiderme. Le lendemain, elle fut saignée
au bras, purgée deux fois ensuite, et pendant cinq jours je
luy fis faire des fomentations trois fois réitérées sur la tumeur ;
après quoy, je réduisis cette masse dans la situation naturelle,
en moins de temps qu'il n'en faut pour réciter l'Oraison Domi-
nicale ; et cela en présence de plus de trente chirurgiens et médecins, que la curiosité avait attirez pour voir faire cette opération, et qui furent tous surpris de voir que ce qui avait
occasionné tant de discours différents, se trouvât si tôt effacé
par cette réduction. » Une ordonnance royale lui rendit ensuite

civilement « le sexe que la nature lui avait donné, le nom qui lui avait été imposé au baptême, et le vêtement que les loix civiles et canoniques l'obligeaient de porter. »

Mme. Boivin et Dugès (1) parlent d'une erreur encore moins excusable dont aurait eu à souffrir une nommée Marie Lemarcis.

La chute de l'utérus a été *simulée*. En voici un exemple curieux que raconte A. Paré, avec la simplicité qui le caractérise : « Une vilaine cagnardière (vint), priant Messieurs du bureau des pauvres de Paris, qu'elle fust mise à l'aumosne, disant que par un mauvois enfantement, sa matrice luy estoit tombée, qui estoit cause qu'elle ne pouvoit gaigner sa vie. Alors, Messieurs la feirent visiter par les chirurgiens commis à ceste charge, et trouvèrent que c'estoit une vessie de bœuf qui estoit demi-pleine de vent et barbouillée de sang, ayant attaché le col d'icelle vessie profondément au conduit de la matrice bien proprement, par le moyen d'une esponge qu'elle avoit mise à l'extrémité d'icelle vessie, laquelle estant imbuë s'enfle et grossit, qui estoit cause de la faire tenir, de façon qu'on ne luy pouvoit tirer que par force, et ainsi marchoit sans que ladite vessie peust tomber. Ayant descouvert l'imposture, Messieurs la feirent constituer prisonnière, et ne sortit des prisons que premièrement le bourreau n'eust bien carillonné sur son dos, et après fut bannie à jamais hors de la ville de Paris (2). »

Une simulation de prolapsus n'en imposera jamais à un œil exercé : la forme, la consistance de la tumeur, le toucher mettront facilement la ruse à découvert.

Le premier degré de la descente de l'utérus, c'est-à-dire la descente incomplète, peut être confondu avec la grossesse commençante, l'élongation du col, la brièveté congénitale du vagin, les polypes de la matrice et du vagin, qui ne sortent pas à l'extérieur, et le renversement incomplet de l'utérus sans issue au-dehors. Ce simple abaissement de l'organe est caracté-

(1) Boivin, T. Ier, pag. 91.
(2) A. Paré, liv. 25, ch. 23.

risé, avons-nous dit, par le peu de profondeur où l'on trouve le
col reconnaissable à sa forme et surtout à son orifice, par la
possibilité de le refouler en haut, et enfin par le relâchement
du vagin : de plus , douleurs aux reins , aux lombes et dans
les cuisses.

a. La *grossesse,* pendant deux mois, trois mois au plus, pourrait induire en erreur par l'abaissement de l'utérus, qui en est
la conséquence. Elle sera reconnue ou du moins soupçonnée
aux symptômes suivants : envies de vomir, vomissements,
aplatissement léger de la région hypogastrique, et plus tard
saillie un peu marquée de cette région, gonflement des seins,
qui deviennent le siége de picotements , de douleurs ; puis,
saillie du mamelon et coloration légère de l'aréole , suppression
des règles, augmentation dans le volume et le poids de l'utérus :
la matrice est moins mobile, la muqueuse des lèvres est légèrement ramollie et comme œdématiée; enfin , l'utérus s'élève au
niveau du détroit supérieur (1).

L'abaissement est la cause de douleurs qui ne ressemblent
guère aux malaises précédents ; il n'entraîne point, avec la
même constance, la suppression menstruelle : quelques irrégu-
larités dans la quantité de l'écoulement , dans la périodicité des
apparitions , voilà ce qu'on observe. L'utérus abaissé sans em-
bryon , n'a pas son orifice plus étroitement fermé, et il n'a pas
de cause qui le soulève; il reste stationnaire, si même il ne
descend davantage. Donc, dans le doute, il faudra s'abstenir,
l'expectation suffisant pour éclairer le diagnostic, si la personne
ignore ou veut cacher une grossesse au début.

b. On a quelquefois cru à la chute de l'utérus quand il s'agissait
d'un prolongement anormal du col de la matrice. Cette ano-
malie a été signalée par le professeur Roux, dans le 5ᵉ volume
de l'*Anatomie descriptive de Bichat :* il dit, à cette occasion, que
Bichat lui avait rapporté avoir rencontré deux fois cette disposition anormale. Un médecin de Lyon , M. le docteur Fouilhoux,
a rencontré dans sa pratique un fait remarquable à cet égard. Une

(1) Caseaux , *Traité de l'art des accouchements ,* pag. 165.

dame, de 25 ans environ, éprouvait de temps en temps des douleurs lombaires et épigastriques, avec nausées, ainsi qu'une sensation de pesanteur dans l'excavation pelvienne. Ses malaises, joints
à son état de stérilité, avaient engagé cette dame à consulter des
sœurs hospitalières (*Sœurs de la rue des Quatre-Chapeaux*), qui,
croyant à l'existence d'une descente de l'utérus, avaient con-
seillé un pessaire et un emplâtre anti-hystérique sur l'hypogastre.
Le docteur Fouilhoux, auquel cette dame s'adressa ensuite,
constata l'existence d'un prolongement anormal du col utérin,
au point que l'orifice vaginal correspondait presque à la vulve :
la matrice était, du reste, saine. Ce savant praticien, on le
conçoit, détourna la malade de l'emploi des moyens contentifs,
et prescrivit seulement quelques anodins et anti-spasmodiques
indiqués par les malaises qu'elle éprouvait.

Ainsi, l'élongation du col ne donnera lieu à aucune méprise,
toutes les fois qu'en pratiquant le toucher on ne s'arrêtera pas
au seul museau de tanche, et qu'on prendra la peine d'explorer
le cul-de-sac utéro-vaginal. La profondeur à laquelle il faudra
s'enfoncer au-dessus du museau de tanche, pour y parvenir,
donnera la mesure du col. L'utérus étant à sa place et le vagin
normalement tendu, nous n'aurons pas cette mobilité contre-
nature qui permet à l'organe de céder à une légère pression du
doigt, quand on le refoule en haut ou qu'on le déplace latéralement.

L'élongation du col n'entraîne pas de troubles physiologiques ; l'abaissement, au contraire, ne laisse guère de femmes
sans douleurs. Le toucher hypogastrique pourra, d'ailleurs, facilement reconnaître le vide que laisse dans la cavité pelvienne
l'abaissement de la matrice, et ce sera, disent Mme. Boivin
et Dugès, le moyen le plus sûr de distinguer la descente de
l'élongation du col.

c. Tous les jours, dit M. Cruveilhier, on confond dans la pratique une *brièveté congénitale* du vagin avec un abaissement
de l'utérus. « Rien cependant n'est plus facile à distinguer ;
car, dans le cas de brièveté, l'utérus ne peut être soulevé ; dans
le cas d'abaissement, l'utérus cède sans résistance au doigt qui

le refoule, et prend sa position naturelle (1). » Le plus souvent,
dans ce cas qui est très-fréquent, « l'acte répété de la copu-
lation a pour conséquence une sorte de vagin artificiel qui se
fait en arrière du museau de tanche, aux dépens de la paroi
postérieure du vagin. Si on touche la femme, on trouve le
museau de tanche en avant, à un pouce, un pouce et demi
de l'orifice du vagin, et le doigt porté derrière ce museau
de tanche est reçu dans un vagin dont la paroi antérieure est
adossée à la face postérieure de l'utérus. Ce vagin artificiel est
quelquefois plus long que le vagin naturel. » *(Loc. cit.)*

d. Les *polypes de l'utérus*, quand ils sont peu développés,
pourraient faire croire à un abaissement : ils s'en distinguent à
leur pédicule qui s'insère sur l'une des lèvres, laissant l'orifice
utérin libre et indépendant, ou bien ce pédicule pénètre dans
l'intérieur du col, qui le ceint alors d'un bourrelet circulaire.
Les polypes n'ont pas d'orifice, ou, si l'on y découvre une
lacune, le doigt, un stylet ou une sonde ont bientôt démontré
qu'il ne s'agit pas d'un canal véritable. Le col est au contraire cylindrique ou conique ; il est percé d'un orifice limité
par deux lèvres. La matrice abaissée souffre une certaine réduction ; le polype n'en supporte point : c'est un corps étranger
qu'on refoule douloureusement contre des organes. Les pessaires soulagent le déplacement de l'utérus ; ils augmentent la
gêne et la souffrance, ils deviennent même insupportables quand
c'est un polype qu'ils ont à soutenir.

e. Les *polypes du vagin* sont encore moins sujets à erreur.
Implantés sur les parois du conduit, ils permettent d'explorer
le col, de le sentir indépendant de la tumeur et plus profondément situé. Comme les polypes de l'utérus, ils se distinguent
de toute autre tumeur à l'existence d'un pédicule plus délié
que leur portion déclive ; comme eux, ils sont irréductibles et
ne supportent pas les moyens contentifs.

f. Le *renversement incomplet* du fond de l'utérus à travers
son orifice est rare, puisque Mauriceau ne l'a vu que trois fois

(1) Cruveilhier, Anatomie descriptive, T. III, p. 677.

et Saviard une seule. La tumeur due au renversement est assez molle, plus volumineuse en haut qu'en bas ; elle est dépourvue d'orifice au point le plus déclive, et circonscrite par un bourrelet dû à la présence du col dilaté. Le renversement est susceptible d'une certaine réduction, qui permet d'explorer momentanément la cavité du col. Cette cavité se dilate brusquement, prend la forme d'un entonnoir ouvert en haut, suivant avec exactitude l'augmentation rapide du volume de la tumeur vers la partie supérieure. Que pourrait offrir de pareil l'utérus simplement abaissé ? Le renversement ne peut pas davantage simuler un polype. Les polypes sont irréductibles, pyriformes, pédiculés, d'où résulte dans ce dernier cas une dilatation du col moins grande que dans le précédent. La ligature ne tiendrait pas sur le fond de l'utérus invaginé ; elle se serre facilement sur le pédicule des polypes.

Les affections qui peuvent donner le change à la descente de matrice une fois arrivée à son plus haut point, le prolapsus, sont encore les polypes et le renversement de l'utérus ; puis, la chute du vagin et les hernies à travers ce conduit (cystocèle, rectocèle, etc.).

La chute complète apparaît, nous le savons, sous forme de tumeur plus ou moins volumineuse, adhérente à la vulve en haut, et munie à son extrémité inférieure d'un orifice qui donne passage à un écoulement leucorrhéïque et au sang menstruel. Le vagin retourné renferme l'utérus. Le doigt ne peut pénétrer entre la tumeur et la vulve, ou tout au moins, si la chose est possible, ce n'est qu'autant que la précipitation n'est pas totale, et la gouttière que l'on parcourt alors encore est toujours peu profonde.

a. On ne peut donner de meilleures raisons que Levret pour différencier cet état d'avec les *polypes* qui auraient leur point d'implantation dans l'intérieur de la matrice ; car, alors même qu'un polype aurait acquis un volume et une étendue assez considérables pour faire hernie entre les cuisses, il est impossible de le confondre avec le prolapsus même sans renversement du vagin ; car, bien que quelquefois il arrive que ces polypes aient un plus grand diamètre au niveau des lèvres de la vulve qu'à leur partie la plus déclive, il n'y en a pas un qui ait un orifice comme la matrice, et même, y en eût-il un, par le fait d'un travail inflammatoire, bizarrement frappé de gangrène, il faudrait, comme il le dit, n'avoir jamais vu de matrice pour s'y méprendre. Le polype n'est jamais coiffé du vagin, la descente complète l'est toujours ; le polype n'adhère jamais à l'entrée extérieure de la vulve dans le prolapsus, au contraire on ne peut passer ni doigt ni sonde entre l'organe prolabé et la paroi vaginale. Donc le polype est toujours isolé à l'entrée du vagin, tandis que la matrice descendue ne l'est jamais.

Que dire maintenant de certains auteurs qui soutiennent avoir guéri ou vu guérir très-aisément des femmes atteintes de prétendues descentes de matrice, et, qui plus est, en avoir, même vu quelques-unes concevoir après l'ablation totale de ce viscère? Si l'on compulse le trop grand nombre de faits qui, depuis Segerus, Juncker et Ruysch, viennent déposer contre cette prétendue innocuité d'opérations aussi graves que l'amputation de la matrice, on sera plus que convaincu que ces chirurgiens inhabiles n'avaient eu affaire qu'à des polypes implantés dans la matrice elle-même.

b. Les motifs qui nous ont fait distinguer le prolapsus des polypes utérins, nous apprendront encore à le différencier de la *hernie* ou renversement de la tunique interne de la matrice, indiquée au rapport de Riolan (1) par Arétée et Soranus, et dont Collomb (2) et Chaussier (3) racontent des observations remarquables, et qui semblent ne laisser aucun doute sur l'existence de cette maladie, assez rare cependant pour qu'il n'y en ait encore, que nous sachions, que quatre exemples insérés dans les annales de la science.

Si la précipitation n'était que partielle, il existerait entre la

(1) *Anthrop.*, *lib. II*, *cap. XXIV.*

(2) OEuvres médico-chirurgicales. Lyon , 1798.

(3) Lettre à la suite d'un nouveau Traité sur les hémorrhagies utérines, traduit de l'anglais par Mme. Boivin.

masse herniée et la vulve une rainure circulaire, capable, il est vrai, de loger une longueur variable du doigt ; mais, bien loin d'arriver sur un pédicule, on sentirait promptement augmenter le volume du corps à mesure qu'on s'élèverait, et la duplicature circulaire du vagin manquerait encore autour des polypes.

c. Le *renversement complet* de l'utérus à travers son orifice prend la forme d'une tumeur globuleuse, suspendue au vagin par une portion plus étroite, presque pédiculée. Le col, dilaté et tendu, circonscrit cette espèce de pédicule. Nulle part sur la tumeur on ne voit un orifice qui donne issue au flux leucorrhéïque et caténial : le sang, aux époques, exsude de toute sa surface. Le vagin, renversé en totalité ou en partie, ne donne pas la sensation d'un sac renfermant un corps dur ; il paraît vide, ou tout au plus ne contenant que des organes mous, dépressibles, comme les anses intestinales. Voilà tout autant de signes qui n'ont rien de commun avec le prolapsus.

On ne confondra pas non plus le renversement avec les polypes, car ceux-ci permettent l'exploration du vagin, laissent sentir le col, et d'ailleurs ont un pédicule plus grêle, plus dur que la portion rétrécie du renversement.

d. La *chute du vagin*, quand toute la circonférence du conduit fait saillie au-dehors, mieux que toute autre maladie, simule un prolapsus : c'est, d'ailleurs, l'affection qui a été la cause des plus grosses erreurs, et en particulier de celle des praticiens qui se croyaient fondés à nier l'existence du prolapsus et à regarder la chute du vagin comme le déplacement réel, constant, de tous les cas réputés chute de l'utérus. Quoique bien moins fréquente, elle se rapproche du prolapsus utérin, en ce qu'elle présente, comme ce dernier, une tumeur conique, sillonnée par les inégalités naturelles du vagin et percée à sa partie la plus déclive d'un orifice, plus large il est vrai et plus irrégulier, mais par lequel s'échappe aussi le sang des règles et les pertes blanches. Entre la tumeur et la vulve, le doigt ne trouve point d'issue, à moins cependant que le conduit utéro-vulvaire, incomplètement renversé, ne forme par sa dupli-

cature une rainure peu profonde. L'erreur est même d'autant
plus facile que, par l'engorgement chronique auquel est exposée
la partie herniée, celle-ci devient plus dure, se rapproche de
la consistance du col, et que, sous l'influence de la même
cause, l'orifice se rétrécit considérablement, sans ressembler
pourtant à une fente transversale limitée par deux lèvres.

Le moyen le plus sûr de ne pas se tromper, c'est d'explorer
la cavité dont on voit l'orifice; presque toujours cet examen
est possible. On rencontre le col à une certaine hauteur, on le
circonscrit, on le reconnaît, et l'on acquiert la conviction que
l'utérus est étranger à la tumeur procidente. Le toucher rectal
rend ici de grands services, en faisant constater la présence
de l'utérus dans l'intérieur du bassin ; ce n'est pas que l'organe
ne puisse être abaissé, mais au moins on le sentira toujours,
contrairement à ce qui arriverait s'il était précipité. Nous
comprenons néanmoins la possibilité d'une erreur telle que la
signalent Bartholin, Hagendorn, Schacher et Widmann.

Cette maladie, qui semble plus particulière aux femmes
habituellement incommodées de fleurs blanches, n'est due le
plus souvent qu'à la membrane interne seule du vagin, qui se
tuméfie et se relâche au point de se séparer en partie des autres: « de façon, ajoute M. Bérard (1), que ces dernières restent
à peu de chose près dans leur place naturelle, tandis que la
tunique interne sort au-dehors et se renverse comme un doigt
de gant. » Rare quand c'est la totalité du fourreau utéro-vaginal
qui se retourne, il est plus ordinaire de le voir porter sur la
paroi antérieure seulement de cette gaîne : on observe alors
une tumeur de forme arrondie, à rides transversales, qui se
rapproche beaucoup par l'apparence des polypes du vagin.
Ce que nous en avons dit plus haut peut donc abondamment
suffire pour éclairer le diagnostic de ce genre de tumeurs,
comme aussi de celles que peut former quelquefois l'agglomé-
ration de végétations syphilitiques volumineuses, dont l'aspect
granulé et la forme de chou-fleur feront, du reste, facilement
reconnaître la nature.

(1) Dict. en 30 vol., T. XXX.

e. Les *hernies* par le vagin peuvent tenir au déplacement de plusieurs organes : la vessie en avant (cystocèle), le rectum en arrière (rectocèle), et de côté les hernies intestinales, sur lesquelles M. Garengeot a le premier attiré l'attention. Les caractères différentiels généraux de toutes les hernies par le vagin sont la possibilité d'une réduction par les doigts, par le décubitus, le retour de la tumeur quand on cesse l'opération du taxis, et la facilité d'explorer le col, de le trouver libre et indépendant.

Le cystocèle, dont Ruysch, Tolet et Bassius ont parlé les premiers, indépendamment de son siége sur la paroi anté-rieure du vagin, se reconnaît aux difficultés de la miction, à la projection de l'urine quand on presse sur la tumeur, à sa diminution ou même à sa disparition quand la vessie est vide. L'introduction dans la poche urinaire d'une sonde recourbée, dont on sentirait le bec au centre de la tumeur avec le doigt placé dans le vagin, confirmerait pleinement le diagnostic, en y joignant surtout l'exploration du col.

Le rectocèle, entrevu par Sabatier, Clarke et Monteggia, et si bien décrit par M. le professeur Malgaigne, occupe la paroi postérieure du vagin. Il est réductible, de volume variable suivant l'amas des matières fécales, et son diagnostic ne saurait faire un doute après le toucher rectal. Le doigt, en effet, par-venu dans l'intestin, y reconnaît une cavité anormale dont les dimensions et la forme sont en rapport avec la tumeur, qu'on fait encore saillir en pressant d'arrière en avant, et, comme dernier signe pathognomonique, on sent le doigt explorateur au travers des parois peu épaisses.

Les hernies intestinales décrites par Garengeot se font par les parois latérales du vagin; elles sont réductibles, laissent percevoir le col et déterminent fréquemment des douleurs et des coliques.

Les descentes de matrice sont-elles des maladies qui peuvent se rencontrer chez toutes les femmes? Cette question est un champ vaste qui reste à exploiter encore; nous ne craignons pas d'avancer pourtant qu'elles sont possibles à toutes les épo-

ques de la vie. Brébisius, Levret et Saviard en ont vu de con-
génitales ; on a rencontré de ces déplacements chez des filles
vierges. Celle qu'on avait prise pour un hermaphrodite, et dont
nous avons raconté l'histoire, dit elle-même, dans sa requête
au roi pour obtenir la permission de reprendre l'habit de
femme, malgré la sentence des Capitouls de Toulouse qui lui
enjoignait de porter l'habit d'homme : « qu'elle était à peine
venue au monde quand elle perdit ses père et mère, et
qu'ayant été baptisée par le curé de Pourdiac, en Guyenne,
il eut la charité de la faire élever; mais, soit par la négligence de la nourrice, soit par faiblesse de tempérament,
soit par quelque effort extraordinaire, elle s'est trouvée
avec une descente considérable appelée en médecine *pro-*
lapsus uteri. » La suppliante ne se souvient pas d'avoir été
d'une autre manière; elle s'était accoutumée à cette infirmité,
et personne n'y ayant pris garde pour la faire guérir dans son
bas-âge, elle avait cru que toutes les femmes étaient de
même (1). Les Mémoires de l'Académie de chirurgie (2) citent
un autre exemple d'une fille portant une descente de matrice.
Saviard assure qu'il a souvent été obligé d'ordonner des pessaires à des filles vierges et à des religieuses, dont une même
était affectée d'un prolapsus si considérable avec renversement
du vagin, que tout le corps de l'utérus était hors du bassin
sous les os pubis (3).

Nous connaissons nous-même à Lyon une Communauté
dans laquelle six religieuses sont depuis nombre d'années
atteintes de prolapsus, et la fille qui fait le sujet de notre
première observation était atteinte de cette maladie depuis
l'âge de 10 ans. On conçoit assez bien, en effet, comment le
col de la matrice, en pressant contre la membrane de l'hymen,
peut la distendre, l'amincir et finir par dilater l'orifice dont
elle est percée.

(1) Saviard, p. 87.

(2) T. VIII, p. 393 : Observation fournie par Ducreux et rapportée par
M. Sabalier.

(3) Observations de chirurgie, p. 50. Paris, 1784.

Nous lisons encore dans les *Essais et observations de médecine* de la Société d'Edimbourg (2), l'observation publiée par
A. Monro, d'une fille de trois ans, qui, ayant déjà eu trois
fois ses règles, eut une descente incomplète, qui se changea
peu à peu en une chute complète de matrice. La gangrène
s'étant emparée de ce viscère, l'enfant mourut, ce qui fournit
à Monro la facilité d'examiner l'état des parties par le moyen
de la dissection, et de les représenter sur une planche qui se
trouve ajoutée au Recueil d'observations publié par cette
Société.

Les deux exemples de prolapsus volumineux que nous
avons cités d'après Mauriceau, appartenaient, l'un à une fille
de 24 ans et l'autre à une de 23. De plus, nous en avons trouvé
encore chez des filles et des femmes n'ayant pas eu d'enfant,
mais n'étant pas vierges.

Enfin, nous avons pu en observer un grand nombre dans
toutes les conditions, au milieu des regrets d'un triste veu-
vage, comme au sein des ennuis d'une pénible virginité. Les
femmes arrivées à la dernière période de la vie doivent certainement en présenter beaucoup d'exemples. La raison en est
simple : les descentes de l'utérus ne guérissent pas et ne causent pas la mort, du moins bien rarement et toujours par
l'effet d'une complication surajoutée à la maladie. Il est donc
naturel de penser que les femmes atteintes de cette affection la
conservent toute leur vie, et qu'elles la présenteront d'autant
plus qu'elles seront plus avancées en âge.

Ainsi, chez les enfants, chez les femmes vierges,
chez les femmes mariées, chez celles qui sont condamnées au
célibat ou à un mariage mal assorti, chez celles qui ont eu
des enfants, chez celles qui n'en ont pas eu, on rencontre les
descentes de matrice.

(1) Traduct. de l'anglais, T. III, p. 369 et Pl. IV.

CHAPITRE IV.

CAUSES.

Si nous examinons maintenant les causes qui produisent les descentes de matrice, nous les voyons à peu de chose près les mêmes que celles des autres genres de déplacements de cet organe. Tâchons d'abord de donner en peu de mots une idée juste de leur mécanisme.

Pour que tout prolapsus soit produit, il faut deux conditions : une puissance plus grande agissant en haut, et une puissance ou tout au moins une résistance moins forte s'exerçant au niveau de la matrice. Or, cette résistance moins grande, nous la trouvons dans le relâchement de l'appareil ligamenteux et de la gaîne vaginale qui fixent l'organe au milieu du bassin, et la puissance plus forte se montre sous le double aspect de l'action musculaire d'une part, du poids des viscères de l'autre ; d'où résultent, dans quelques circonstances, de vigoureuses pressions de haut en bas. La femme a le bassin plus large que l'homme. L'utérus, ainsi suspendu entre cette force et cette résistance, flotte dans son excavation ; les viscères pressent sur lui et agissent par la partie supérieure ; ils tendent sans cesse, par une action insensible, à modifier sa position, en le soumettant pendant toute la vie à des compressions incessantes, dont le résultat sera ou son maintien dans sa situation normale, si ces deux forces égales se détruisent, ou sa descente, si prédomine le poids des viscères abdominaux augmenté de tout l'effort de contractions musculaires se renouvelant à chaque instant, et de ceux plus puissants qui agissent, à intervalles, dans le même sens et sur le même organe. Ainsi, la toux, le vomissement, les efforts de l'accouchement, de défécation, les tumeurs dans le ventre, l'accumulation d'un liquide, l'action de lever les bras, de soulever un poids, etc., sont autant d'états ou d'actes qui deviendront des causes possibles de déplacement.

Nous l'avons dit, le relâchement des connexions de l'utérus

avec les parois et les organes du petit bassin, est la condition essentielle, celle vraiment efficiente, de la production de tout prolapsus utérin ; mais les parties qui forment l'appareil de suspension de l'organe gestateur ne concourent pas toutes, à mérite égal, à produire sa descente et sa chute.

Les ligaments utéro-sacrés, par leur peu d'étendue, par leurs adhérences au sacrum, et surtout leur renforcement par la tunique utéro-sous-péritonéale, jouent, d'après Dugès et Mme. Boivin, le premier rôle dans la stabilité de la matrice ; ce sont eux aussi qui ont le plus à souffrir dans la grossesse, et eux encore dont le relâchement et l'élongation produisent surtout la descente de l'organe.

Simplement distendus dans le premier degré , ils supportent, dans la descente complète, un allongement bien plus considérable. « Ces cordons doivent alors disparaître en totalité, leurs fibres charnues s'atrophier, s'effacer, et le repli péritonéal qui les couvre se dédoubler pour s'étendre sur les parties voisines. » (Boivin et Dugès, *Maladies de l'utérus.*) Les ligaments ronds, d'après ces auteurs, ne seraient pas, dans l'abaissement, « tiraillés au-delà de ce que permettent leurs dimensions et leurs courbures, dont le redressement peut accroître leur longueur. » (*Loc. cit.*) Le rôle appartenant aux ligaments larges serait bien plus secondaire encore : « La facilité avec laquelle ils se déploient durant la grossesse prouve qu'ils laisseraient facilement glisser la matrice, en se déployant en sens inverse, s'ils étaient seuls chargés de son poids. » (*Ibid.*)

Au relâchement de ces ligaments nous joindrons celui de la tunique utéro-sous-péritonéale en entier, qui, nous l'avons dit, enveloppe la matrice, le vagin, adhère à ses faces latérales, l'unit au rectum et à la vessie, et va se continuer avec la couche de tissu cellulaire et membraneux qui double le plancher inférieur du bassin. Son action, dans l'état sain, est incontestable, quand on songe quelle force il faudrait pour en décoller sans dissection un lambeau des tissus qui lui sont sous - jacents, quoiqu'elle ne leur soit unie que par du tissu cellulaire.

Le relâchement du vagin, pour beaucoup d'auteurs, joue le principal rôle : il se laisserait entraîner par la pression des anses intestinales, se replierait sur lui-même, et forcerait l'utérus à le suivre. Ce mécanisme, qui paraît si simple au premier coup-d'œil, n'en est pas moins en contradiction formelle avec les cas où le vagin n'a subi que le renversement de sa partie supérieure, sans procidence des parois. Que l'on n'admette pas ce relâchement du vagin comme condition unique du prolapsus, rien de mieux ; mais il ne faudrait pas, d'un autre côté non plus, en le niant, aller jusqu'à prétendre que le rétrécissement du conduit n'améliorât en rien l'état des malades, et que même, fût-il oblitéré, l'infirmité n'en existerait pas moins. En effet, par où sortirait donc l'utérus ? Le chemin une fois fermé, il ne resterait plus de passage que par le plancher inférieur du bassin, et nous doutons qu'une hernie pareille méritât le nom de *prolapsus simple*.

Après ce que nous venons de dire de la cause efficiente de cette maladie, nous pourrons, en examinant ses différentes causes prédisposantes, occasionnelles ou déterminantes, les diviser en deux ordres, selon qu'elles contribueront ou à augmenter la puissance de la force qui tend à expulser la matrice de l'excavation pelvienne, ou à diminuer la résistance de celle qui doit s'y opposer, c'est-à-dire des ligaments suspenseurs et du vagin. Hâtons-nous de citer parmi ces dernières, comme nous le recommandait encore il y a quelques jours à peine le savant professeur de clinique interne de l'Ecole de Lyon, M. Brachet, notre ancien Maître, celle qui, dans les cinq sixièmes des cas, détermine toujours la chute de l'utérus, l'imprudence que commettent un si grand nombre de femmes, lesquelles, jalouses de se montrer courageuses, se hâtent de se lever si tôt après leurs couches. Rien n'est plus funeste que ce faux point d'honneur, qui tous les jours, indépendamment des prolapsus sans nombre qu'il amène, vient décimer un sexe déjà éprouvé par tant de maux. Que ne tournent-elles plutôt cette triste gloire vers un but, une action bien plus louable et dont elles recevront plus tard, dans l'amour et les premières caresses de leurs enfants,

une bien douce récompense! Sont-elles réellement mères, en
méritent-elles le nom, celles qui, dans un oubli coupable du
devoir impérieux et sacré que leur impose cette dignité, trouveront assez de courage et de force pour revêtir une toilette de
bal au sortir du lit de travail, et, reculant devant ce qu'il
peut y avoir de pénible et laborieux dans l'allaitement mater-
nel, ne craindront point d'exposer entre les mains d'une nourrice mercenaire la santé et le bonheur de leur enfant!!!
M. Brachet n'hésite pas à dire que, depuis qu'il prescrit à ses
accouchées le repos au lit pendant une douzaine de jours au
moins, il a remarqué une diminution extraordinaire dans le
nombre des prolapsus, qu'une clientelle aussi vaste que belle
et si bien méritée lui donne si souvent l'occasion d'observer.
En effet, nous disait-il, la matrice restant alors pendant un
certain temps beaucoup plus molle, et l'action des viscères et
des muscles abdominaux étant incessante, pour peu que la
station debout et la marche viennent à augmenter l'énergie des
pressions que supporte l'utérus, la femme se trouvera excessivement disposée à la descente de l'organe. « C'est surtout, dit
encore M. Moreau, dans les cinq ou six premières semaines qui
suivent l'accouchement, que les femmes sont exposées à ces
sortes de déplacements. L'utérus, qui a été distendu par le
produit de la conception, encore imbibé de sucs, en quelque
sorte hypertrophié, a un volume plus grand, une pesanteur
plus considérable que dans l'état ordinaire; ses ligaments, qui
ont été tiraillés, n'ont encore repris ni leur consistance ni leur
force habituelles. Or, si d'un côté il y a plus de poids dans
l'organe qui doit être soutenu, de l'autre plus de faiblesse dans
les ligaments qui doivent le soutenir, on concevra facilement
que telle cause qui, dans l'état habituel de la vie, serait insuffisante pour amener un déplacement, le produise dans les
circonstances que nous venons d'indiquer. C'est pour ces motifs,
ajoute-t-il, qu'on ne saurait trop engager les femmes à garder
la position horizontale dans les premiers temps de leurs couches, et à s'abstenir de toute espèce d'efforts pendant les six
premières semaines qui suivent leur délivrance. »

Nous rapporterons au même ordre de causes une constitution lymphatique et molle, une perte blanche opiniâtre et abondante, une faiblesse naturelle des ligaments utérins, leur distension forcée et répétée à nombreuses reprises dans des couches pénibles et laborieuses, des accouchements précédents et nombreux, l'ampleur des différents diamètres du bassin ou des dimensions du vagin, comme aussi sa brièveté congéniale et ses phlegmasies chroniques, les avortements ou l'expulsion de fœtus trop volumineux, une alimentation débilitante, insuffisante ou de mauvaise nature, l'usage abusif de boissons relâchantes et de bains tièdes ou même trop chauds, la suppression d'une évacuation habituelle, l'amaigrissement, un âge avancé, la faiblesse, la gracilité native des jeunes filles (De Graaf cite quatre jeunes vierges qui ont été guéries par l'usage des astringents), une vie oisive et sédentaire, le sommeil habituellement trop long-temps prolongé, l'abus des plaisirs du mariage, la masturbation, les passions violentes, une joie vive et subite, une terreur soudaine, la colère, etc., etc.

Dans les causes qui contribuent à augmenter la puissance plus grande des pressions productrices du prolapsus, nous placerons les maladies de l'utérus qui, augmentant la surface de cet organe, accroissent dans la même proportion son poids à lui-même et le poids qui presse sur son corps : ainsi, les engorgements, les hypertrophies, les tumeurs fibreuses, de plus l'hydropisie ascite ou enkystée, et toute tumeur des organes voisins qui presse sur l'utérus ou qui l'entraîne en descendant dans le vagin ; les tractions mécaniques ou manuelles sur la matrice pour extraire le fœtus ou le placenta ; les coups, une pression subite sur le ventre, la chute sur les parties inférieures du corps, les secousses éprouvées dans une voiture rude ou autrement, la station debout, la marche trop long-temps prolongée, le saut, les oscillations continuelles du corps dans une navigation périlleuse, les efforts violents pour soulever un fardeau trop lourd ; les secousses de la toux, de l'éternuement ; des ris immodérés, dont la violence et le retentissement sur les viscères du bassin peuvent s'apprécier par l'émission des

urines et l'excrétion de matières stercorales, quelquefois involontaires, dont elles s'accompagnent ; les ébranlements plus
énergiques encore dont le vomissement est la cause ; l'action
même de lever les bras, position prise chaque jour par les
femmes pour parvenir à se coiffer ; les efforts de défécation, le
plus souvent difficile chez les femmes ; l'accumulation même
des matières fécales et la rétention prolongée des urines, toutes
choses ordinaires chez les femmes vivant dans le monde ;
Ajoutons, enfin, pour compléter l'énumération des causes de
chute de la matrice tirées des différents actes de la vie, qu'il
n'en est aucun exigeant la tension des muscles qui, réitéré, ne
puisse produire la maladie dont nous parlons. En définitive,
s'il est quelque chose qui doive étonner, c'est que les descentes
de matrice, malgré leur grande fréquence, ne soient pas encore
plus communes ; tant sont nombreuses et à chaque instant répétées les causes qui peuvent leur donner naissance !

CHAPITRE V.

PRONOSTIC.

Bien souvent, la chute de matrice est plutôt une infirmité
qu'une véritable maladie, mais l'une des infirmités les plus pénibles qui puissent atteindre un sexe que sa délicatesse et sa per-
fection livrent trop souvent à la souffrance et aux douleurs.
Quoi de plus triste, en effet, que les inconvénients que traîne
toujours après elle une descente de matrice même incomplète !
Sans rappeler la gêne qu'amène la marche tant soit peu prolongée, l'émission des urines, l'acte de la défécation, le plus
souvent impossibles quand l'utérus n'est pas réduit, sont pour
ces malheureuses femmes une source incessante de désagré-
ments et d'ennuis. Le flux menstruel, d'autre part, souvent si
considérablement accru, et l'écoulement continuel de fleurs
blanches que cause constamment cette maladie, ne viennent-ils
point encore remplir d'amertume et de dégoût une vie déjà si
misérable ! Il n'est pas jusqu'aux habitudes du mariage qui de-

viennent pénibles, douloureuses, et sont même quelquefois suivies de souffrances tellement vives que quelques-unes de ces malades, quoique presque toujours à la fleur de l'âge, sont forcément obligées de condamner à l'oisiveté des organes que la nature a formés pour la reproduction.

Mais il est rare de voir cette maladie se borner à des résultats encore aussi simples : souvent la descente incomplète, progressant toujours, se change en véritable précipitation de l'organe au-dehors de la vulve, et alors le pronostic varie selon la nature des causes, l'ancienneté de la maladie, l'état des parties et l'embonpoint des malades.

Si le prolapsus dépend d'une mauvaise conformation du bassin ou d'une constriction générale à laquelle on ne pourra remédier, il est clair alors qu'il sera tout-à-fait incurable, de même que lorsqu'il sera de toute impossibilité de réduire l'organe prolabé.

Mais, sans rappeler le pronostic si souvent sinistre des nombreuses maladies qui peuvent venir compliquer la descente complète de matrice; sans parler même des ulcérations de la surface de l'organe et de la gangrène, qui peuvent facilement guérir une fois l'utérus réduit, il n'est pas extraordinaire de voir se joindre à toutes ces fâcheuses conséquences, dans les cas mêmes de prolapsus simple, le cortége obligé de symptômes généraux habituels à toute maladie grave intéressant un organe essentiel à la vie. Alors, comme nous le disions en traitant des caractères de la maladie, toutes les fonctions se dérangent; une altération bien notable de l'économie entière vient arrêter le développement de tous les charmes, cacher sous un voile de souffrance l'éclat de la jeunesse et de la beauté, et l'altération morale n'étant pas moindre que l'altération physique, l'on ne tarde pas à voir les victimes de cette triste maladie s'étioler peu à peu, quelques-unes même d'entre elles tomber dans le marasme, et, si une sage médication ne vient s'y opposer à temps, marcher à grands pas vers la mort.

CHAPITRE VI.

TRAITEMENT.

En présence d'une pareille affection, la chirurgie ne peut rester inactive. Trois indications se présentent naturellement au praticien qui s'occupe du traitement de la descente de matrice : 1° prévenir la maladie chez les femmes sur lesquelles on soupçonne qu'elle peut survenir ou sur lesquelles elle a déjà commencé à s'effectuer; 2° réduire l'utérus prolabé; 3° le maintenir réduit.

La première indication à remplir exige un traitement prophylactique; il faudra donc, autant que possible, éloigner les causes prédisposantes et accidentelles. Les suites de couches surtout seront, dès les premières heures qui suivront l'accouchement, surveillées avec beaucoup de soin, beaucoup de sollicitude; car, si elles sont la cause la plus ordinaire de la plupart des prolapsus, elles peuvent aussi, étant bien dirigées, bien conduites, amener la guérison de bon nombre d'entre eux. On devra, en conséquence, faire garder un repos absolu à la femme qui surtout a déjà accouché plusieurs fois, et ne lui permettre de reprendre ses occupations ordinaires qu'après une dixaine de jours au moins. Il faudra aussi lui conseiller de tenir les cuisses rapprochées, et sitôt après que les lochies auront cessé de couler, elle fera bien de soutenir les parties génitales avec des compresses trempées dans du vin chaud et d'injecter cette liqueur dans le vagin, afin de faire reprendre à la partie supérieure de ce canal son ton et sa contractilité organique. Elle s'abstiendra de tout ce qui pourrait exciter la toux, l'éternuement ou le vomissement, et devra toujours avoir le ventre libre, afin de n'être pas obligée à de grands efforts pour aller à la selle. Enfin, son corps doit être fortifié par l'usage du quinquina, des martiaux, des amers, par tout ce qui est propre, en un mot, à combattre le relâchement des solides.

Si la descente était déjà prononcée, il faudrait employer, à l'exemple d'Hippocrate, tout ce qui est capable de produire le resserrement et la contraction de la partie supérieure du vagin et des ligaments de la matrice. Ainsi, nous recommanderons des injections dans le vagin, réitérées trois ou quatre fois le jour, et composées avec la décoction de plantes astringentes, telles que la racine de tormentille, de bistorte, de grande consoude, les feuilles du *bursa pastoris*, de la prèle, des mille-feuilles, les pétales de roses de Provins, l'écorce de grenade, de balaustes, les noix de cyprès, les capsules de glands, etc. On fait cette décoction avec deux ou trois de ces espèces, à son choix, dans de l'eau commune, du gros vin rouge, ou mieux encore, pour les compatriotes que nous pourrions être appelé à traiter, dans l'eau très-ferrugineuse du Bois-Lental (Ardèche), sur laquelle nous serons bientôt en mesure de publier un mémoire et une analyse complète. On emploie ces injections légèrement tièdes, et dans une attitude telle que les malades puissent les retenir quelque temps; on peut même, en en imbibant une éponge fine ou une pelote de linge, comme le faisait Hippocrate, se servir de cette décoction en fomentations, pratique plus sûre et bien plus efficace, parce qu'alors les substances médicamenteuses restent plus long-temps appliquées sur les parties que l'on veut fortifier; mais il faut avoir la précaution d'extraire de temps en temps cette éponge, de la nettoyer et de l'imbiber de nouveau de la décoction astringente. Elle peut être assujétie facilement par une compresse et un bandage en T, de telle sorte que la femme puisse marcher et vaquer à ses travaux ordinaires, en évitant toutefois les secousses qui ébranlent le corps et tous les exercices immodérés. On emploiera encore avec avantage, disait déjà Astruc, les fumigations sèches avec l'encens, la myrrhe, la gomme des genévriers, les roses rouges, le tout mis ensemble, pulvérisé et projeté par pincées sur des charbons ardents pendant un quart d'heure au plus.

Ce traitement doit être aidé d'un bon régime, ainsi que le recommandait Hippocrate (1). Il convient donc de faire usage

(1) *De morbis mulierum*, lib. *II*, cap. 38.

de bouillons, de viandes rôties, d'un vin généreux et astringent, tel que celui des bons crus de Bordeaux, et d'eaux minérales acidules ferrugineuses, telles surtout encore que celles du Bois-Lental, source supérieure. Les légumes, de quelque espèce qu'ils soient, sont des aliments peu utiles ; ils donnent moins de substance nutritive et plus de matières fécales, dont nous avons vu l'accumulation favoriser la descente en dilatant le rectum.

Par tous ces moyens réunis, on peut espérer d'obtenir une cure radicale dans les cas où la descente n'est pas très-ancienne et où les parties ne sont pas trop relâchées, mais susceptibles de se resserrer et de reprendre leur ton.

Quand l'utérus est prolabé, la seconde indication à remplir, avons-nous dit, est la réduction de la matrice descendue. Ordinairement, cette réduction n'est pas très-difficile. « On fomen-
» tera, dit Mauriceau, dans son *Traité des maladies des femmes*
» *grosses* (1), avec le vin et l'eau tiède, ou avec le lait, ce qui
» est tombé dehors ; et ensuite, ayant pris un linge bien mollet,
» on le remettra en son lieu naturel, en le poussant avec la
» main peu à peu, de côté et d'autre ; et si on rencontre trop
» d'obstacles, à cause que ce qui est sorti est déjà fort gros et
» tuméfié, on l'oindra d'huile d'amandes douces pour le faire
» rentrer plus facilement. »

Si le vagin, prolabé aussi et recouvrant la matrice, est sillonné d'excoriations et d'ulcères, comme cela a lieu dans beaucoup de cas, il n'est pas nécessaire d'attendre leur guérison pour pratiquer le taxis, lequel même, au dire de Saviard, facilite beaucoup leur cicatrisation et fait cesser de suite les douleurs qu'ils occasionnent. Il n'en est pas de même lorsque les parties prolabées sont enflammées et fortement tuméfiées ; dans ces circonstances, il faut mettre en usage, avant de tenter la réduction, la méthode anti-phlogistique combinée avec la situation horizontale du corps long-temps prolongée, et une compression méthodique de l'utérus, sur laquelle Desault insistait particulièrement.

(1) Tom. I, pag. 393.

Quelquefois cependant, toutes les tentatives de taxis seront inutiles, surtout si l'utérus, descendu depuis longues années, s'est fortement induré ; il faudra, dans pareils cas, se borner à soutenir le prolapsus à l'aide d'un suspensoir.

La dernière indication est enfin de maintenir l'utérus réduit. Pour arriver à ce but, de nombreux procédés ont été essayés ; mais, loin d'être une preuve de richesse, la multiplicité des moyens en thérapeutique est bien plus ordinairement un signe d'impuissance et de pauvreté. Que dire surtout, si l'attention arrêtée sur les palliatifs s'est à peine tournée vers la cure radicale ? N'est-ce pas la preuve, la meilleure de toutes, des obstacles qui s'opposent à la guérison, en un mot, de l'incurabilité du mal ? Eh bien l tel est le traitement de la chute de l'utérus ; telle est cette maladie pour laquelle tant de chirurgiens habiles se sont évertués à modifier, à perfectionner des moyens contentifs, comme s'ils étaient l'*ultima ratio* de l'art de guérir. Nous ne voulons pas déprécier des travaux remarquables et utiles ; nous voulons seulement constater ce fait, qu'ici les palliatifs sont presque tout, le traitement curatif rien.

Traitement palliatif. — La cure palliative consiste à faire usage de moyens mécaniques pour maintenir en place l'utérus après la réduction. Les appareils les plus recommandés sont les pessaires, dont la forme varie suivant les indications que les chirurgiens qui les ont imaginés ont cru saisir, et suivant les inconvénients qu'ils ont voulu éviter.

Les pessaires en *gimblette* représentent un disque d'épaisseur variable, muni d'un trou central. Ils sont ronds ou ovalaires ; ils doivent être proportionnés à la dilatation du vagin, et généralement, plus ils sont larges, mieux ils soutiennent la matrice. Il est un degré cependant que le voisinage de la vessie et du rectum ne permet pas de dépasser, car alors ces organes seraient comprimés et leurs fonctions excrétoires en auraient plus ou moins à souffrir. C'est dans le but de remédier à de tels inconvénients, que Birninghausen faisait pratiquer aux pessaires une échancrure en avant et en arrière (pessaires en 8 de chiffre).

Les pessaires en *bilboquet* se composent d'une cuvette percée de petits trous, et supportée par trois branches qui se réunissent sur une tige commune creuse. Ils dérivent donc des précédents, auxquels on les préfèrerait si, en même temps qu'ils se dérangent moins, ils n'avaient le désavantage de gêner par leur pédicule.

Le pessaire *conique* n'est autre chose que le pessaire en bilboquet très-profond. Celui de M. Récamier ressemble à une sonnette de table.

Les pessaires *ronds* représentent des sphères plus ou moins régulières, déprimées sur un point de leur surface et percées d'un canal au centre. Ils ne laissent que difficilement passer le mucus et les règles qui se putréfient, répandent une odeur fétide et causent de l'irritation.

Le pessaire *élythroïde* de M. J. Cloquet est un cylindre incurvé et moulé sur la direction normale du vagin. Il diffère du pessaire en *bondon*, qui en a été le point de départ, en ce que celui-ci n'est point incurvé sur son axe.

Dans un cas où les pessaires ordinaires ne produisaient aucun bon effet, M. Hervez de Chégoin parvint à remédier à une antéversion rebelle par l'introduction d'une bouteille de caoutchouc, qu'il plaça en arrière du col dans le cul-de-sac utéro-vaginal.

Les éponges peuvent quelquefois faire l'office des pessaires. Introduites, serrées par une pince, elles se dilatent et prennent un point d'appui sur le vagin. Mais l'avantage incontestable de soutenir mollement le col est plus que compensé par l'inconvénient qu'elles ont d'être souvent insuffisantes.

Les femmes qui sont assujéties à l'emploi d'un pessaire ne doivent jamais négliger les soins les plus minutieux de propreté pour éviter la stagnation et l'altération des liquides. Il est, de plus, important de sortir le pessaire de temps à autre, afin de le nettoyer complètement et d'enlever les incrustations de mucosités concrètes.

Ce ne serait rien encore si tous ces inconvénients étaient les seuls; s'il ne fallait y ajouter les dégoûts qu'un pessaire inspire

trop souvent au mari ; les obstacles que, suivant leur forme,
ils apportent à la fécondation ; les douleurs que leur application réveille aux lombes, aux aines, aux cuisses et dans l'abdomen ; la dysurie, la constipation et les douleurs locales qui
en rendent souvent l'ablation nécessaire.

Un pessaire mal construit, ou laissé trop long-temps dans le
vagin, peut devenir la cause d'accidents plus sérieux. Rousset
dit qu'une femme, tourmentée de symptômes qui faisaient.
croire à une phlegmasie de la matrice, fut guérie par l'expulsion de quelques débris de pessaire. On trouve dans Haller
qu'un chirurgien, Hilscher, fit l'extraction d'une sorte de pessaire en bondon, construit avec une boule de linge recouverte
de cire, qui avait fini par ouvrir un trajet fistuleux avec la
vessie, un autre avec le rectum (1). Morand avait placé un
pessaire d'argent chez une femme de soixante ans, qui le fit
appeler plusieurs années après, à l'occasion de douleurs qu'elle
ressentait et d'un écoulement fétide par le vagin. « L'ayant
touchée, dit Morand, je trouvai son pessaire environné d'excroissances fongueuses plus ou moins dures, et je décidai qu'il
fallait l'ôter ; mais je m'y trouvai fort embarrassé. Le pessaire
semblait être attaché et comme fixé en plusieurs endroits, et
je ne pus le retirer qu'avec quelque violence et en déchirant
plusieurs de ces mamelons qui le retenaient. Lorsque j'eus
retiré le pessaire, je fus étonné de le voir troué en plusieurs
endroits, apparemment par l'effet des matières âcres qui exsu-
daient de la partie. Ces trous irréguliers étaient remplis par les
portions de la membrane interne du vagin, lesquelles, s'étant
gonflées et allongées dans le creux du pessaire, y avaient
formé des excroissances chaperonnées qui retenaient dans la
cavité du pessaire une matière infecte (2). » Dupuytren fit un
jour l'extraction d'un pessaire en anneau qu'une femme portait
depuis long-temps. Le vagin s'était usé lentement sous la pression du corps étranger, et l'avait laissé pénétrer dans la vessie,

(1) Biblioth. du médecin prat., T. I, pag. 384.
(2) Mém. de l'Acad. de chir., T. III, pag. 614.

où il était senti au moyen du cathéter, et dans le rectum, où le doigt pouvait arriver jusque sur lui. M. Janin a trouvé dans le rectum plus de la moitié du pavillon d'un pessaire, chez une femme de 55 ans qui le portait depuis treize années (1).

Le fait de M. Bérard est encore plus extraordinaire. Une femme fort âgée avait oublié, depuis vingt-cinq ans, un pessaire dans le vagin. « On le sentait à nu dans la vessie au moyen de la sonde, et très-distinctement dans le rectum avec le doigt. Le vagin, à peu près complètement oblitéré au-dessous, ne formait plus qu'une espèce de cul-de-sac, offrant un léger pertuis dans sa partie supérieure (2). » Désormeaux le père a été obligé d'exciser des végétations qui remplissaient le vagin, pour extraire un pessaire qui en avait déterminé la formation et s'y trouvait engagé (3). M. J. Cloquet a guéri une femme qui avait une altération telle du vagin, qu'on l'avait prise pour un cancer. Enfin, le col de l'utérus, comme cela s'est vu, engagé dans l'anneau du pessaire, peut devenir le siége d'un engorgement considérable et déterminer des accidents sérieux.

Ces faits ne sont pas certainement les seuls qui existent : chaque médecin, en recueillant les souvenirs de sa pratique, en retrouverait d'analogues. Mais en voilà bien assez pour démontrer que les pessaires se sont pas toujours inoffensifs, et pour établir, en dehors de toute autre considération, que si l'on pouvait en affranchir les femmes, il y aurait un véritable progrès.

« Il y avait donc autre chose à faire, dit M. Nélaton dans sa » clinique du 24 février 1852, et c'est surtout dans notre » siècle que l'on a inventé des procédés opératoires pour guérir » la maladie qui nous occupe. Parmi ces procédés, les uns sont » simples, les autres compliqués. »

Nous ne saurions mieux faire que de reproduire en son entier l'aperçu historique que nous en donne, avec son élégance et sa pureté de style habituelles, M. le professeur Nélaton :

(1) Biblioth. du médecin prat., T. I, pag. 385.
(2) Velpeau, Médecine opératoire, T. IV, pag. 377.
(3) Dict. de médecine, T. XXIV, pag. 43.

« En 1823, M. Gérardin écrivait à l'Académie qu'il em-
» ployait, pour guérir la chute de l'utérus, la cautérisation des
» parois vaginales.

» Cette méthode a été employée par M. Laugier, qui se
» servait des caustiques, et par M. Velpeau, qui préférait le
» cautère actuel : tous deux y ont renoncé.

» En 1836, M. Marschal-Hall a publié un autre procédé opéra-
» toire. Dans le but d'empêcher l'utérus de descendre, il taille
» sur la face antérieure de la tumeur un lambeau à l'aide de deux
» incisions parallèles ; il excise ce lambeau et réunit les deux
» bords de la plaie par une suture. Mais ce procédé a deux
» inconvénients : d'abord il n'est pas facile de tailler ce lam-
» beau ; ensuite l'on est bien près de la vessie. C'est cette der-
» nière considération qui a sans doute guidé les chirurgiens,
» M. Hirlaun, entre autres, quand il eut proposé de tailler deux
» lambeaux sur les parties latérales de la tumeur. Cette opé-
» ration a été pratiquée cinq fois par M. Bérard jeune ; elle l'a
» été aussi par M. Velpeau, qui faisait trois pertes de substance
» au lieu de deux. M. Bérard, M. Velpeau ont renoncé à ce pro-
» cédé opératoire.

» Vers 1840, paraît une nouvelle méthode présentée par
» M. Jobert (de Lamballe) : c'est le cystocèle qui préoccupe sur-
» tout M. Jobert ; il veut renforcer la paroi du vagin dans le
» point qui correspond au bas-fond de la vessie. Cette paroi, en
» perdant de sa longueur, tirera sur l'utérus de bas en haut, et
» ramènera l'utérus dans le vagin. M. Jobert, à l'aide du nitrate
» d'argent, détermine sur la paroi vaginale deux escharres à
» deux pouces l'une de l'autre ; quand les escharres vont se dé-
» tacher, il les avive et il cherche à faire contracter des adhé-
» rences entre les deux surfaces avivées. La paroi antérieure du
» vagin est renforcée, mais elle est raccourcie, et l'utérus ne
» peut pas remonter : c'est pour parer à cet inconvénient que
» M. Jobert en vint à faire deux sutures latérales, au lieu
» d'une suture antérieure. Cette méthode n'a pas été suivie.

» M. Dieffenbach cherche à imiter la conduite que suivait Du-
» puytren dans les cas de chute du rectum : cette opération n'a
» pas été suivie de succès.

» Dans ces derniers temps, M. Frick a eu recours à un autre
» procédé. Il pratique une perte de substance à l'entrée du
» vagin d'un côté, une autre perte de substance du côté op-
» posé ; il rapproche les deux plaies, les réunit et ferme ainsi
» l'ouverture du vagin, en ne laissant que deux petites ouver-
» tures, l'une en haut, l'autre en bas : il fait une véritable
» périnéoraphie (épiziorraphie). Il y a eu quelques succès : on
» parle même d'une grossesse survenue après une semblable
» opération, et dans laquelle il aurait fallu détruire la bride
» artificielle. »

La chirurgie lyonnaise n'était point, elle non plus, restée
en arrière. Dès 1845, on pratiquait à l'Hôtel-Dieu de Lyon la
cautérisation circulaire du vagin, à quelques centimètres au-
dessus de la vulve, pour amener la formation d'un anneau
fibreux, résistant, de tissu cicatriciel, à diamètre suffisamment
étroit pour retenir l'utérus au-dessus de lui. Le chirurgien en
chef de la Charité, M. Bouchacourt, l'un de nos anciens et
vénérés Maîtres, alors aide-major à l'Hôtel-Dieu, obtint au
moyen de ce procédé, par une double application de caustique
de Vienne, puis de chlorure de zinc (pâte de Canquoin), la
guérison d'un prolapsus complet chez une femme qui avait été
mère cinq ou six fois.

« Arrive maintenant, continue M. Nélaton, une méthode
» toute nouvelle. M. Desgranges, de Lyon, a eu l'excellente
» idée, suivant moi, d'employer une foule de petites pinces
» qu'il place dans le vagin ; il les laisse ensuite tomber d'elles-
» mêmes. »

Elève de l'Ecole de Lyon, attaché même au secrétariat de
M. Desgranges, nous avons pu facilement étudier cette nouvelle
méthode opératoire, pour la cure radicale du prolapsus utérin :
problème jusqu'ici à peu près introuvable, mais désormais
résolu. Voici comment en rend compte M. Desgranges, dans sa
lettre adressée à l'Académie de médecine le 3 juin 1851 : « Cette
méthode nouvelle se pratique en plaçant sur les parois du vagin
de petits instruments qui, par leur forme, leur mode d'action
et l'organe auquel ils sont destinés, méritent le nom de *pinces*

vaginales; ces pinces s'implantent dans un repli du vagin, le compriment, l'ulcèrent et finissent par tomber du 5° au 10° jour. Il faut répéter les applications de huit à dix fois, et toujours mettre en place le plus de pinces qu'on pourra. Au début du traitement, j'en ai introduit jusqu'à neuf ; plus tard, de six à quatre, et quelquefois une seule en terminant. »

Tâchons maintenant de donner une idée un peu plus complète de cette méthode, d'après les matériaux que nous devons à l'obligeance de son inventeur.

Les pinces vaginales sont des pinces à branches croisées, dont les mors, légèrement incurvés sur les bords, pressent l'un contre l'autre par l'élasticité des ressorts (*V.* Pl. II, fig. 1re).

La grandeur totale de cet instrument est de 70 à 75 millimètres. Les ressorts, jusqu'à la partie taillée en lime, ont environ 32 millimètres de long sur 5 de large. La partie taillée en lime n'a pas plus de 5 millimètres d'étendue ; elle est, en outre, en saillie sur la branche gauche quand on regarde la pince par sa convexité, et simplement de niveau sur la branche droite. Les mors, taillés en demi-rond, sont incurvés suivant les arêtes, et n'ont pas plus de 23 millimètres de longueur ; ils se touchent réciproquement par une surface plane parsemée d'inégalités.

L'extrémité libre de chaque mors est armée d'une dent qui n'est pas perpendiculaire à la surface plane du mors, ou mieux à l'axe de la pince, mais bien fortement inclinée et saillante en avant. Ces dents *en saillie*, longues de 3 millimètres et entre-croisées obliquement quand la pince est fermée, font, avec l'axe précité, un angle d'environ 140 degrés, disposition qui leur permet de pénétrer assez loin dans les tissus pour les ramasser facilement en un pli qui reste soumis à la pression des mors. La tige d'entre-croisement n'a guère que 10 millimètres. Son obliquité, qui varie suivant l'écartement que l'on veut donner à la pince, peut être fixé à 140 degrés. L'écartement d'une pince construite d'après ces données, si on le mesure de la racine d'une dent à l'autre, est de 25 millimètres ; de plus, la force des ressorts doit être telle, qu'en écartant les

mors par leur extrémité libre, il faille seulement, pour les dis-
joindre, une puissance équivalente à un poids de 200 grammes.
Des pinces plus petites auraient une action trop faible et trop
limitée; car, même dans les proportions indiquées, il n'est pas
trop facile d'avoir un bon ressort. C'est encore cette considération qui a fait imaginer successivement les pinces vaginales
plus grandes, les pinces annulaires, puis la pince brisée, instruments que nous ne citerons que pour mémoire, étant aban-
donnés par leur auteur, et enfin la pince annulaire vaginale à
godet, que nous représentons dans notre fig. 3, Planche II, et
dont nous donnerons bientôt la description.

Les petites pinces vaginales sont portées dans le vagin à l'aide
de la *tenette à gouttière*. Cet instrument ressemble à une longue
pince à pansement dont les mors auraient été modifiés (*Voy.*
Planche II, figure 2); sa longueur totale est de 21 à 22 centimètres, et la force de ses branches assez grande pour permettre une vigoureuse pression sur les anneaux. L'extrémité de la
tenette mérite seule une description détaillée. A ce niveau, les
deux branches cessent d'être symétriques : l'une est plane et
l'autre munie d'une gouttière qui est formée de deux valves parallèles, longues de 30 millim., larges de 8; écartées de 7. Elles
ont les angles libres et saillants, arrondis. L'espace qu'elles limitent ainsi donne l'idée d'un prisme rectangulaire à quatre faces.
Le fond de la gouttière est une surface plane, pointillée, en rapport avec la branche opposée. La branche plane, plus courte
que l'autre de 4 millimètres, dépourvue de tous rebords latéraux, présente tout-à-fait à son extrémité une arête transversale et saillante en dedans, qui doit s'enchevêtrer avec les inégalités de la portion taillée en lime des pinces vaginales. Les bords
latéraux de la branche plane sont légèrement échancrés, de manière à ce que le fil qui tient la pince et embrasse cette branche
ne soit pas une cause de frottement contre les valves de la gouttière. La diminution de longueur de la branche plane a pour
effet d'appliquer la pince au fond de la gouttière, et de l'y maintenir solidement fixée. Les branches arrivent au contact suivant
une surface plane, mais pointillée, pour augmenter le frotte-

ment et garantir la solidité de l'instrument monté. Cette tenette
à gouttière se manœuvre comme une pince à pansement, ou
encore comme une tenette à calcul vésical.

Ainsi combinés, ces deux instruments peuvent être portés
dans le vagin à toutes les profondeurs; ce n'est que vers la fin
de la médication, lorsque le vagin est déjà fortement rétréci,
sans l'être pourtant au point que l'on désire, que l'on pourrait
éprouver quelques difficultés.

La *pince annulaire à godet* est une pince à pansement ordinaire, dont l'extrémité libre serait évasée dans le sens d'une
ligne perpendiculaire à l'axe de la pince, et, au lieu d'être taillée en lime, creusée sur les deux branches d'une cavité ovalaire
de 4 millimètres de largeur, sur 10 de longueur et 3 de profondeur, qui sert à loger un fragment de pâte de chlorure de zinc.
Les deux branches sont munies, en outre, tout-à-fait à leur
extrémité, de deux dents inclinées, en tout semblables à celles
des petites pinces vaginales. Vers les anneaux, les branches de
la pince sont courbées en dedans pour s'entre-croiser comme les
tenettes modernes qui servent dans la taille. Les anneaux sont
liés entre eux, tout-à-fait en arrière, par une crémaillère qui
saute sur une dent. Ces pinces, très-commodes à placer, serrant
aussi fort qu'on le souhaite, ont l'inconvénient d'être trop longues et trop lourdes; mais il est largement compensé par l'immense avantage qu'il a sur les petites pinces vaginales, de
serrer une surface plus étendue, et d'amener bien plus promptement la mastication du tissu, à l'aide de la pâte de Canquoin
placée dans son épaisseur.

Les parties accessoires de l'appareil instrumental sont d'abord:
le *speculum matricis* des anciens, dont la figure se trouve déjà
dans A. Paré, et que, pour cette raison, nous nous croyons
dispensé de décrire en détail. Ce spéculum trivalve est com-
mode par la simplicité de son mécanisme, par le grand écartement auquel il se prête, et par la facilité qu'il donne de voir à
nu le vagin en trois sens. Ordinairement, quand le conduit est
d'une grande laxité, les parois vaginales font hernie entre les
valves, et remplissent en partie le calibre de l'instrument sous

forme de trois bourrelets longitudinaux, qui servent admira-
blement la *méthode par pincement*, car ils s'offrent naturellement à la pince et pénètrent d'eux-mêmes entre les mors qui
viennent les saisir.

Le *gorgeret*, conducteur de la pince, ne présente rien de particulier dans sa construction : c'est celui qui sert pour la litho-
tomie.

L'*embout* est une tige de bois légèrement incurvée pour suivre plus aisément la direction du vagin. A l'une de ses extrémités, il est pourvu d'un renflement olivaire, et à l'autre d'un
orifice capable de recevoir un fil. Cet embout, introduit dans le
vagin pour refouler la matrice aussi loin que possible, est fixé
solidement par un fil sur un bandage en T double, posé de façon
que le point de réunion des trois bandes soit au contact du
pubis, et les bandes verticales nouées vers les grands tro-
chanters, après avoir contourné la cuisse.

Tels sont les instruments qui, jusqu'à présent, ont servi à
M. Desgranges, ceux auxquels il s'est arrêté après de nombreux
essais. Qu'il y ait quelques variantes dans la forme, dans la force
ou dans l'étendue de l'action, c'est toujours le même principe
qui a servi de guide dans leur construction, c'est toujours le
pincement du vagin qui a été le but à atteindre : c'est là aussi ce
qui donne au traitement son cachet d'originalité et doit lui mé-
riter le titre de méthode nouvelle.

MANUEL OPÉRATOIRE.

La malade, préparée par quelques jours de repos, de grands
bains, quelques légers cathartiques et un lavement laxatif pris
la veille, est mise en position comme pour l'examen au spéculum, couchée sur le dos, les cuisses fortement écartées.

Le spéculum trivalve des anciens est alors introduit, le
manche tourné vers le pubis et écarté jusqu'à pouvoir circonscrire entre ses branches un cercle de 15 centimètres de
circonférence. Les parois du vagin font hernie dans le spéculum à travers ses valves.

Le col ne se présente pas toujours au fond de l'instrument.
Il se peut que, resté de côté, il se montre comme le vagin
entre les valves, et ne se décèle, avec ses caractères propres,
qu'après un examen attentif.

A l'aide du *speculum matricis*, rien n'est plus facile d'introduire les pinces vaginales montées sur la tenette, et de les
mettre en place. Il suffit, en effet, dès qu'on est arrivé sur le
point que l'on a choisi, de presser fortement sur les anneaux
de la tenette, qui, réagissant sur la pince, l'ouvre dans toute
sa largeur ; on saisit ensuite le bourrelet en diminuant la pression sur les anneaux ; et la pince d'elle-même s'implante dans
les tissus (*Voy*. Pl. III ; fig. 2). Lorsque la paroi vaginale, au
lieu de faire hernie, reste tendue en dehors des valves, on
parvient encore à la saisir en appuyant contre elle les dents en
saillie de la pince vaginale. Chacun de ces bourrelets ou de ces
espaces pouvant recevoir deux ou trois pinces, le nombre
total de celles qui seront placées sera de six à neuf, et, règle
générale, il faut en mettre le plus que l'on pourra. Il est préférable de commencer par la paroi postérieure et même, sur
celle-ci, par la pince qui doit être la plus rapprochée de la
vulve, car il est plus facile de passer la deuxième et la troisième par dessus la première que de la soulever pour arriver
au-dessous. Sur la paroi antérieure, ce sera le contraire,
attendu que la pince, en vertu de son poids, s'écarte du vagin,
laissant à découvert tout ce qui est en avant. De chaque côté,
les applications se font encore par la pince qui doit être la plus
rapprochée de la vulve, et, pour faciliter le passage des suivantes, on tiendra par un fil collée contre le vagin celle qui vient
d'être mise en place. Le spéculum retiré sans être fermé, on
introduit l'embout dans le vagin à l'aide du doigt, puis on le
fixe solidement sur les bandes verticales d'un bandage en T
double. Ce bandage est placé de façon que l'union des deux
bandes verticales avec la bande transversale soit au niveau de
l'hypogastre ; chacune de ces bandes verticales entoure la partie
supérieure de la cuisse pour venir s'arrêter derrière le grand
trochanter, sur la bande transversale. Il ne faut pas craindre

de serrer assez fortement, mais ne pas serrer cependant jusqu'au point de déterminer une constriction douloureuse. Le fil
qui attache l'embout au bandage doit être plutôt en arrière
qu'en avant, car la pression de l'urètre contre le pubis pourrait gêner, arrêter même l'émission des urines. Ce petit accident, qui n'a rien de grave, disparaît aussitôt que l'on a
repoussé cette tige en arrière. Les fils qui tiennent les pinces
sont rassemblés, noués ensemble et attachés au bandage.

Cette première application terminée, la malade est reportée
dans son lit et condamnée au repos le plus absolu.

Les pinces tombent, en général, du cinquième au dixième
jour.; quelquefois elles restent moins ou plus, selon l'épaisseur
du repli comprimé.

A la deuxième application, le manche du spéculum sera
tourné du côté du coccyx, de sorte que les bourrelets saillants
soient tournés l'un en avant, les autres de côté : de cette façon,
tous les points du vagin sont traités alternativement. L'application des pinces devra commencer de chaque côté et finir par la
paroi antérieure; on se rappellera aussi ce que nous avons dit
au sujet du point le plus convenable pour recevoir la première
pince. Aux opérations suivantes, le spéculum serait incliné en
divers sens, dans le but d'arriver toujours sur quelques points
épargnés précédemment. Il faut éviter de se servir trop long-
temps du spéculum, qui n'est véritablement utile qu'autant
qu'il est fortement écarté; sinon, l'on s'exposerait à n'obtenir
jamais le degré de rétrécissement convenable. Jusqu'à présent,
M. Desgranges n'a jamais dépassé trois fois.

Le spéculum une fois mis de côté, c'est le gorgeret ou le
doigt qui sert de conducteur. Dans le premier cas, on choisit
avec l'indicateur le point destiné à recevoir la pince, et sur ce
doigt on fait glisser le gorgeret, que l'on retourne jusqu'à ce
qu'il appuie par sa convexité sur la paroi à saisir. La pince
vaginale, montée sur la tenette, est alors introduite en glissant
sur la gouttière du gorgeret qu'elle ne touche que par la pointe
de ses dents. Tout le système doit être tenu rigoureusement
dans l'axe du gorgeret, sous peine de le voir dévier et s'arrêter

avant d'être parvenu à la profondeur désirée. Lors donc qu'on est arrivé à l'extrémité du gorgeret, on le reconnaît sans peine à la chute que fait la pince et à la cessation du contact métallique ; le conducteur est alors immédiatement retiré et la pince mise en place, en procédant ainsi que nous l'avons dit plus haut.

Si l'on se contente du doigt, on cherche avec la pulpe le point d'application, sur lequel on presse légèrement ; après quoi on fait pénétrer la pince parallèlement à ce conducteur, en ayant soin de ne l'effleurer que très-superficiellement avec les dents de la pince, pour ne pas être arrêté et surtout pour ne pas se blesser. Une fois sur le lieu d'élection, on fait mordre la pince en l'écartant au maximum, et l'appliquant avec un certain degré de force sur les tissus à saisir.

La paroi postérieure du vagin, mieux que toutes les autres, se prête à l'exécution de la méthode, et permet de saisir le conduit dans une grande étendue. En effet, le doigt introduit dans le rectum, en même temps que les pinces sont fortement écartées, donne la facilité de faire saillir entre les mors cette paroi du vagin, et d'en faire saisir une bien plus grande quantité ; on sent, en outre, que le vagin, cédant à la constriction, *glisse sur le rectum, qui reste tout-à-fait étranger à l'action mécanique.* M. Desgranges n'a pas encore osé introduire une sonde dans la vessie pour faire saillir la cloison vésico-vaginale ; la difficulté de sentir si la vessie glisse au-dessus de la partie saisie et la crainte d'une fistule urinaire, l'ont toujours arrêté.

Les parois latérales, manquant de point d'appui, fuient devant l'instrument, et, en somme, on en tient dans les mors moins qu'on ne le supposerait tout d'abord. Pourtant c'est vers elles que l'attention du chirurgien doit se porter, à raison du plus grand éloignement d'organes à ménager et de leur voisinage du tissu cellulaire du bassin, dont l'inflammation lente et limitée doit fournir les conditions d'une guérison solide. C'est donc spécialement pour les parois latérales qu'ont été construites les pinces annulaires à godet.

Ces dernières pinces, munies d'un morceau de pâte de chlorure de zinc dans chaque godet, se mettent en place comme les
pinces ordinaires à l'aide du gorgeret ou du doigt, avec cette
différence cependant qu'elles sont plus faciles à conduire, n'é-
tant que d'une seule pièce et pas aussi volumineuses que les
petites pinces montées sur la tenette. Une fois arrivé au point
qu'on a choisi, il ne faut pas craindre de les ouvrir dans toute
leur étendue et de les appliquer dans cette position contre la
paroi du vagin, pour en soumettre le plus que l'on pourra à la
vigoureuse constriction des branches rapprochées l'une de
l'autre et maintenues en contact par la crémaillère.

Plusieurs applications ont démontré que cette manière de faire,
redoutée dans le principe, n'est pas plus dangereuse que celle
où, procédant avec plus de timidité, on n'exerçait de pression
que sur un repli peu épais. Le chlorure de zinc, en outre, par
son action caustique prompte, sûre et sans danger, fait tomber
les pinces 24 heures à peine après leur application.

Aussi long-temps que l'embout peut être introduit facilement,
il faut l'employer comme un moyen de s'opposer aux entraves
qu'apporte au traitement l'indocilité de quelques malades qui
continuent à marcher, à sauter, à courir, malgré les recomman-
dations les plus pressantes.

Le nombre total d'applications faites à chaque malade dont
nous donnerons plus loin l'observation, n'a pas dépassé dix ;
quelquefois il a été moindre. On ne peut donner des règles bien
précises à cet égard ; c'est au chirurgien à juger si les inégalités du vagin, les brides cicatricielles et le rétrécissement in-
diquent un travail assez grand, dans cet organe et tout autour,
pour espérer une guérison complète. Les premiers pas de la
malade feront apprécier s'il survient une récidive, ou si au
contraire, en même temps que l'utérus reste en place, les
accidents attachés au déplacement ont sensiblement diminué ou
bien totalement disparu.

Mieux vaut trop que pas assez : voilà la meilleure règle de
conduite. Mieux vaut des applications trop répétées que des
applications peu nombreuses ; mieux vaut à chaque applica-

tion introduire peu de pinces que de laisser vides des espaces qui pourraient en recevoir. Il est préférable aussi de les disséminer plutôt que de les grouper exclusivement sur un point; et, malgré le moindre avantage qu'il y a à traiter la cloison vésico-vaginale, il ne faut pas la négliger.

Par ordre d'importance, M. Desgranges met en première ligne au même rang, les parois latérales, ensuite la paroi postérieure et en dernier lieu la cloison vésico-vaginale.

Viennent maintenant tout naturellement à l'appui de cette méthode les observations que nous avons recueillies dans le service de M. Desgranges, et celles qu'a publiées M. le professeur Nélaton; nous les ferons seulement précéder des considérations suivantes que nous placerons ainsi à la fin de notre Thèse en forme de conclusions.

Ce n'est qu'après avoir reconnu l'insuffisance de tous autres moyens curatifs, que l'on a été amené à chercher une méthode, comme le dit avec tant de raison M. le professeur Nélaton, à la fois beaucoup plus simple que toutes celles connues jusqu'à ce jour et réellement plus efficace. Quatre de ces malades avaient essayé à plusieurs reprises, mais toujours avec désavantage, l'emploi des pessaires; sur les deux autres, la grande laxité et l'énorme amplitude du vagin firent complètement rejeter l'idée de leur utilité possible. Sitôt après leur entrée dans le service, on voulut tenter sur elles de prime-abord la méthode proposée dès 1823 par M. Gérardin, la cautérisation des parois vaginales; mais, malgré que chez l'une de ces deux malades M. Desgranges ait pu croire pendant quelque temps à un véritable succès par les cautérisations circulaires et longitudinales avec le caustique Filhos, il ne devait pas être plus heureux dans ce procédé que ne l'avaient été MM. Laugier et Velpeau dans leurs cautérisations, soit avec le caustique, soit avec le fer rouge: un mois à peine après sa sortie de l'hôpital, Marguerite Favoullet y rentrait avec une récidive complète.

Cette fois cependant elle n'en devait sortir que guérie, bien réellement guérie, et ce que n'avaient pu faire ni la cautérisation ni les pessaires, le resserrement permanent et durable du conduit vaginal, c'est-à-dire la cure radicale du prolapsus utérin, fut obtenu par le pincement du vagin.

Dans la moyenne, le nombre des applications de pinces vaginales n'est pas allé au-delà de huit, le nombre des pinces posées de trente, et la durée du traitement de trois mois.

Aucune contre-indication n'est venue s'opposer à l'emploi de la méthode. Des malades jeunes ou vieilles, menstruées ou non, de constitution forte ou délabrée, ont été également bien guéries, quelque compliquée que fût leur maladie, soit par une immense dilatation du vagin, soit par les diverses obliquités ou flexions de la matrice.

La présence d'une si grande quantité de pinces dans le vagin et pendant un si grand laps de temps, n'a pas amené le moindre trouble dans l'exercice des fonctions physiologiques : l'acte de la défécation, l'écoulement des urines, le flux menstruel même, rétabli chez quelques-unes par le fait seul du traitement, n'en ont pas été contrariés le moins du monde.

Pas un seul accident inhérent à la méthode, quelque minime que ce soit, n'est venu entraver la marche de la guérison ; l'opération même est si peu douloureuse que pas une des malades traitées n'a réclamé les bienfaits de l'éthérisation. Nous dirons plus, il n'est survenu, par l'application de la méthode, aucune incommodité, tant légère fût-elle, et même nous n'avons jamais remarqué chez ces malades d'autre symptôme inflammatoire, et celui-là encore tout-à-fait local, que l'écoulement de muco-pus entretenu par la présence des pinces vaginales. Donc pas de douleur, pas de fièvre, pas le moindre symptôme général d'irritation dans la cavité pelvienne ou dans le système nerveux.

Nous pouvons affirmer enfin que, dès le premier jour du traitement, les malades n'ont plus éprouvé ces douleurs si violentes pour quelques-unes et si ennuyeuses pour toutes, dont elles se plaignaient tant dans les lombes qu'à l'hypogastre et aux reins.

Quant aux résultats, nous le croyons, il ne peut être donné à aucune opération d'en présenter de plus beaux. En effet, non-seulement l'on a toujours obtenu la cure radicale et durable du prolapsus utérin, et cela nonobstant les conditions défavorables dans lesquelles se trouvaient placées les malades, tant par leur indocilité que par les exercices violents qu'elles se sont vues forcées de faire sitôt après leur sortie de l'hôpital, mais encore on a toujours enlevé avec le même succès jusqu'à leurs dernières traces les complications qui étaient venues se joindre au prolapsus, telles que la flexion du corps de l'utérus sur le col, l'antéversion, la rétroversion, l'engorgement, etc. Et si, chez la malade Bruyère, qui n'a voulu se soumettre qu'à la moitié à peine du traitement, on a vu l'utérus rester en place pendant plus de trois mois, ce ne doit être qu'une preuve de plus à porter en faveur de l'efficacité de la méthode.

Le rétrécissement du vagin, ainsi produit, ne reste pas long-temps d'une dureté considérable; il peut facilement se dilater par l'introduction du doigt; aussi, comme nous le prouve, du reste, l'observation de la femme Chazalet, non-seulement il n'empêche pas le coït, mais encore il ne s'oppose nullement à la fécondation.

Des imprudences coup sur coup répétées ont amené un avortement au bout de trois mois de grossesse, sans que la guérison ait été en rien compromise, malgré que la malade n'ait pris après l'accident aucune précaution.

Y aura-t-il obstacle à l'accouchement quand la grossesse arrivera à son terme, ou bien, l'expulsion du fœtus opérée, la maladie se reproduira-t-elle? Ce sont des questions que l'observation ultérieure des malades pourra résoudre plus tard.

OBSERVATIONS.

PREMIÈRE OBSERVATION. — Chute complète de la matrice, formant en dehors des parties génitales une tumeur ovoïde de 12 centimètres. — Traitement par la cautérisation circulaire du vagin. — Récidive. — Traitement par le pincement du vagin. — Sept applications de pinces vaginales. — Guérison.

Marguerite Favoullet, née à Vaisseaux (Ardèche), entre à l'Hôtel-Dieu de Lyon le 6 avril 1850, salle Saint-Paul, Nᵒ 12 : c'est une jeune fille de 18 ans, forte, bien portante, et qui, depuis l'âge de 15 ans jusqu'en octobre 1849, a joui d'une menstruation régulière et assez abondante. Il y a environ huit ans qu'à la suite de causes qu'elle ne se rappelle point, elle vit survenir la tumeur qui l'amène à l'hôpital. Sauf quelques cuissons, une assez grande gêne dans la station assise et quelques difficultés dans la marche, elle ne souffrait pas et ne se plaignait pas, pensant qu'il en était de même pour toutes les autres femmes. Depuis six mois, suppression des règles et leucorrhée assez abondante qui dure encore aujourd'hui. La malade raconte que la matrice, il y a trois mois, est rentrée d'elle-même au milieu de la nuit, qu'elle est restée deux jours en place, mais qu'ayant fortement écarté les jambes pour sauter un ruisseau, elle a senti l'organe se déplacer de nouveau. Ce ne fut que quelque temps après cette rechute qu'elle osa parler de ce qu'elle éprouvait, et qu'on lui fit comprendre la gravité de sa position.

Etat local. — Il sort de la vulve (*Voy.* Planche Iʳᵉ) une tumeur ovoïde, longue de *douze centimètres*, libre par son extrémité inférieure, attenant par son extrémité supérieure à l'orifice vulvaire. La surface de cette tumeur est formée par les parois vaginales, sur lesquelles on reconnaît les stries transversales propres à ce conduit ; seulement la muqueuse est sèche et d'apparence cutanée. Entre la base de la tumeur et les grandes lèvres le doigt ne trouve aucun passage, aucune rainure où il puisse s'engager. En avant, le méat urinaire est un peu abaissé ; l'extrémité inférieure de la tumeur offre une éminence conique, perforée à son centre, avec toute l'apparence d'un col utérin de femme qui n'a pas eu d'enfants. La surface du col est ulcérée dans toute son étendue ; son orifice, étroit et circulaire, est obturé par une petite masse de mucosités transparentes.

L'état général est très-satisfaisant : pas de céphalalgie ni d'embarras gastrique ; absence complète de douleurs aux lombes et dans les cuisses ; l'abdomen partout est souple et indolent. A part quelques cuissons sur la tumeur, la malade n'a jamais souffert ; la miction et les selles ont toujours été faciles.

Pour faire la réduction, la malade étant couchée sur le dos, les cuisses écartées, on saisit de la main droite la tumeur bien graissée, tandis que de la gauche on en comprime circulairement la base au niveau du pubis. — A l'aide de pressions modérées et méthodiques, on repousse lentement l'utérus, qui cède peu à peu et rentre complètement. Pour achever le refoulement, on introduit dans le vagin deux doigts, qui, en pressant sur le col, le forcent à remonter aussi haut que possible. Après l'opération, les organes génitaux ont recouvré leur forme normale, à part toutefois la grande laxité et l'énorme amplitude du vagin.

Traitement. — Six cautérisations avec le caustique Filhos sont pratiquées, tantôt sur quatre points opposés, tantôt sur toute la surface du conduit vulvo-utérin; après deux mois et demi de traitement, on obtient un certain rétrécissement du vagin, la formation de quelques brides cicatricielles et l'adhérence du col à la cloison vésico-vaginale. La matrice ne sort plus, la malade s'en va; mais, au bout de huit semaines, récidive presque complète. Alors, traitement par le pincement du vagin, sept applications de pinces vaginales; en somme, 26 pinces ont été mises en place.

Résultat. — Au bout de 57 jours, malgré l'indocilité de la malade qui, pendant toute la durée du traitement, n'a cessé de courir dans la salle, on n'aperçoit plus de tumeur entre les grandes et les petites lèvres, pas même celle que chez certaines femmes forme la paroi antérieure du vagin. Ce conduit a 6 centimètres de profondeur; son étroitesse est telle qu'il presse circulairement sur le doigt introduit, bien que celui-ci n'ait pas plus de 2 centimètres de diamètre. La portion la plus rétrécie est environ à 4 centimètres, et, après l'avoir franchie, on arrive dans une arrière-cavité qui est un peu plus large.

Une exploration minutieuse fait reconnaître que le col, dans les trois quarts antérieurs de sa circonférence, adhère à la paroi vaginale, si bien qu'il est impossible de le circonscrire; en arrière, il est libre et laisse un petit espace où le doigt trouve à se loger. La surface du vagin est sillonnée de chaque côté par des brides cicatricielles longitudinales; elle est parsemée, en outre, de petites saillies dures, mamelonnées et plus ou moins arrondies. L'écoulement purulent déterminé par le traitement se tarit après quelques jours de repos et l'usage d'injections astringentes; et enfin, le 26 novembre, Marguerite sort de l'hôpital parfaitement guérie.

Pendant toute la durée du traitement, pas de malaise sérieux, ni même de fièvre; pendant l'application des pinces, douleurs nulles le plus souvent ou excessivement légères.

Depuis sa sortie, Marguerite a été revue les 1er et 15 décembre, le

5 janvier 1851, les 2 et 16 février, 9 et 23 mars, 13 et 27 avril, le 18 mai, 15 juin, 2 juillet, 21 septembre, en février 1852, le 9 mai, et enfin en octobre dernier. Elle est toujours dans le même état de guérison complète et partout bien confirmée : les parties génitales sont comme au jour de la sortie. Elle marche, court, travaille et danse au Prado toutes les semaines, sans éprouver le moindre accident.

DEUXIÈME OBSERVATION. — Descente de l'utérus, le col à l'orifice vulvaire. — Traitement par le pincement du vagin. — Huit applications de pinces vaginales. — Guérison.

Marguerite Lafont, femme Chazalet, âgée de 40 ans, exerçant à Lyon, sa ville natale, la profession de brodeuse, entre à l'Hôtel-Dieu, salle Saint-Paul, N° 29, le 2 mars 1851.

Depuis onze ans qu'elle est mariée, cette malade a eu dix couches, dont les cinq premières ont été longues et pénibles : la dernière, qui remonte à deux ans et trois mois, fut laborieuse plus que toutes les précédentes et nécessita l'application du forceps. Six semaines après cet accouchement, elle eut une forte indigestion qui la fit beaucoup souffrir, et de ce moment, dit-elle, la matrice est descendue dans le vagin. Quelques jours de repos au lit lui firent espérer une guérison complète; mais, aussitôt qu'elle se remit au travail, elle vit apparaître tous les inconvénients de son infirmité.

Le médecin qu'elle consulta alors lui fit mettre un pessaire, qui la gênait beaucoup. Au bout de quelques jours, elle s'en débarrassa, et, par la suite, elle ne fit plus aucun remède. La malade était arrêtée dans son travail, surtout quand il était pénible, par de violentes douleurs dans les reins et dans le ventre; les rapports conjugaux augmentaient les souffrances; la marche se trouvait fort embarrassée par la présence de la matrice au *passage*. Depuis un mois, la malade se plaint d'une petite toux suivie d'une expectoration assez abondante.

État local. — Entre les lèvres de la vulve on ne voit rien qui ressemble au col de l'utérus. Cet organe, situé à une très-petite distance de l'orifice vulvaire du vagin, est le siége d'un engorgement chronique avec déformation des lèvres.

La lèvre antérieure, saillante au moins de 1 centimètre, a pris la forme d'une tumeur arrondie, presque pédiculée; la lèvre postérieure, gonflée plus uniformément que l'antérieure, est moins saillante, moins détachée du reste. L'orifice du col est assez largement ouvert pour recevoir l'extrémité de l'index, et permettre ainsi de constater de dedans en dehors le gonflement des lèvres précédemment décrit. Le museau de tanche est resté dans l'axe du vagin; il est libre de toute adhérence et peut être facilement circonscrit dans toute son étendue. Le vagin, quoique assez relâché et permettant au doigt des mouvements de latéralité assez étendus, n'est pourtant pas arrivé à une extrême dilatation : la muqueuse en est généralement pâle et décolorée.

A l'aide du spéculum ordinaire, on constate *de visu* les altérations que le toucher avait fait reconnaître ; on aperçoit, en outre, une rougeur assez vive sur le col et un bouchon de mucosités transparentes qui oblitère son orifice.

Traitement. — Réduction facile ; huit applications de pinces vaginales presque non douloureuses. En somme, en deux mois et demi, on met en place trente-neuf pinces, dont quatre annulaires simples et une dernière brisée : le traitement est alors arrêté.

Résultat. — En écartant les grandes lèvres, on ne voit rien sur elles ni à l'orifice du vagin qui ne soit parfaitement normal. A 6 centimètres au-dessus du méat urinaire, le doigt rencontre le col qui peut être circonscrit dans toute son étendue, et dont l'orifice, assez ouvert, peut recevoir la pulpe digitale. Le volume de cet organe est peu considérable ; l'engorgement dont il était le siége a notablement diminué ; les parois du vagin sont sillonnées de brides cicatricielles, surtout de chaque côté et à l'extrémité supérieure du conduit. En arrière, la cloison est parsemée de petits lobules inflammatoires ; en avant, ces saillies sont moins prononcées et moins nombreuses. Le vagin est sensiblement rétréci, si on le compare à ce qu'il était avant le traitement, mais il n'est pas réduit à des proportions telles qu'il ne puisse admettre qu'un seul doigt. L'écoulement de muco-pus est toujours abondant.

Questionnée à plusieurs reprises, la malade soutient qu'elle n'a plus la sensation que lui donnait *la matrice lorsqu'elle était au passage;* elle assure connaître elle-même la différence qui existe entre la hauteur actuelle de l'utérus et celle d'autrefois ; elle marche sans gêne et sans difficulté ; les douleurs qu'elle éprouvait aux reins et aux lombes ont complètement disparu ; il n'est pas jusqu'aux maux d'estomac qui la tourmentaient fréquemment dont elle ne soit pas débarrassée depuis un mois. L'appétit est très-bon, les forces sont bien revenues et l'état général continue à être des meilleurs. Deux ou trois jours après, le 24 mai, la malade s'en va.

Revue et touchée les 7 et 28 juillet, le 31 août, la malade, malgré son retour auprès de son mari, est trouvée dans le même état de santé qu'à sa sortie de l'hôpital. En décembre, grosse de trois mois, elle avorte à la suite d'imprudences nombreuses et éprouve une perte abondante. Elle se lève dès le lendemain, et va au bateau laver huit jours après ; la guérison se maintient néanmoins. Examinée encore le 11 avril 1852, le 11 juin, et enfin en octobre dernier, le col est trouvé à 6 centimètres et demi : point de gêne, point de douleur; marche facile ; trois ou quatre coïts par semaine.

TROISIÈME OBSERVATION. — Chute complète de l'utérus ; le col à cinq centimètres au-dessous du méat urinaire. — Traitement par le pincement du vagin. — Dix applications de pinces vaginales. — Guérison.

Claudine Petit, âgée de 30 ans, entre à l'Hôtel-Dieu de Lyon, salle Saint-Paul, N° 2, le 3 juillet 1851. Née à la Chapelle-Voland (Jura) et domestique à Louhans (Saône-et-Loire), cette femme est d'un tempérament sanguin et d'une bonne constitution. Depuis l'âge de 15 ans, elle a joui d'une menstruation régulière, quoique peu abondante. Il y a neuf ans, elle eut un enfant ; sa couche fut heureuse et les suites très-simples.

Pour la première fois, il y a cinq ans, elle s'aperçut d'une tumeur qui descendait dans le vagin, sortait par la vulve et pendait entre les cuisses de 5 à 6 centimètres environ. En même temps elle éprouva des douleurs à la région lombaire, aux cuisses et dans le ventre ; ce qui, joint à la gêne causée par la tumeur, ne lui permettait ni de travailler, ni de marcher sans souffrir. Il y a trois ans, pour calmer de vives coliques, elle se fit mettre, à l'hôpital de Louhans, un pessaire qu'elle a porté jusqu'au jour de son entrée. Cet instrument maintenait l'utérus en place, il est vrai, mais il restait sans effet contre les douleurs, qui, tous les jours plus insupportables, la forcèrent de venir chercher du soulagement à l'hôpital de Lyon.

État local. — L'utérus déplacé écarte largement les grandes lèvres, dont il dépasse assez le bord inférieur pour que le museau de tanche descende à 5 centimètres au-dessous du méat urinaire. La tumeur, dans son ensemble, est conoïde, pourvue d'un orifice à son extrémité libre, et perdue dans le vagin par sa partie supérieure. Le col utérin, assez régulier dans son contour, est néanmoins le siège d'un engorgement manifeste, qui se reconnaît à sa consistance dure autant qu'à son volume exagéré. La lèvre postérieure, plus gonflée, plus saillante que l'antérieure, forme à elle seule l'extrémité du cône, tandis que l'antérieure se termine par un bord assez mince à l'orifice utérin ; cet orifice, linéaire transversalement, est humecté de quelques gouttelettes transparentes. La muqueuse du col, malgré sa rougeur et son injection, ne présente ni granulations ni ulcérations : le reste de la tumeur est moins rouge que le col, sans que la muqueuse du vagin ait cependant perdu ses caractères de tégument interne ; elle se montre sillonnée en avant de quelques stries transversales, qui rappellent les inégalités normales

6

du conduit. Le doigt, en suivant la rainure circulaire que forme le vagin, peut circonscrire la base de la tumeur et reconnaître que plus on avance, plus elle devient volumineuse. L'utérus se réduit sous l'influence de pressions modérées, mais il n'est point aussi facile de le faire remonter à sa hauteur ordinaire: la moindre pression du doigt fait naître des douleurs. Les organes génitaux recouvrent immédiatement leur configuration normale, les lèvres de la vulve se rapprochent, le vagin revient à sa place et peut être exploré en tous sens; seulement la grande laxité des parties et leur mobilité extrême leur permettent de céder à la moindre impulsion du doigt, soit dans un sens, soit dans l'autre.

Traitement. — Dix applications de pinces vaginales; en somme, dans l'espace de trois mois et demi, quarante-cinq pinces vaginales sont mises en place.

Résultat. — L'orifice utéro-vaginal est à 4 centimètres environ du méat urinaire. Le col, libre de toute adhérence, peut être circonscrit; sa consistance et son volume n'ont pas changé depuis le traitement; les parois en sont incomparablement plus fermes, plus tendues; l'écoulement est presque nul.

Les organes extérieurs sont régulièrement conformés. Du reste, la malade va bien; elle ne se sent pas trop faible, et ne souffre ni aux lombes, ni aux aines, ni dans les cuisses.

Revue au commencement de mars 1852, vers la fin de janvier et enfin en octobre dernier, la guérison ne s'est point démentie, malgré que cette femme se soit livrée à des travaux excessivement pénibles. Sa santé est très-bonne.

QUATRIÈME OBSERVATION. — Prolapsus complet. — Le museau de tanche à trois centimètres de la vulve. — Une seule cautérisation avec le caustique Filhos. — Dix applications de pinces vaginales. — Guérison.

Claudine Aucler, âgée de 25 ans, née à Ranchal (Rhône), fileuse de coton par état, entre à l'Hôtel-Dieu de Lyon, salle Saint-Paul, N° 22, le 18 septembre 1850: c'est une fille de taille moyenne, d'un tempérament sanguin, et, qui, jusqu'à présent, n'a pas eu d'autre maladie que celle qui l'amène. Ce n'est qu'à 19 ans que la menstruation s'est établie chez elle; depuis lors elle a toujours été régulière, mais peu abondante. La malade, qui n'a jamais eu d'enfants, raconte que, levant un lourd fardeau, il y a deux ans, elle a senti un tiraillement douloureux dans le bas-ventre; puis qu'elle s'est aperçue d'une tumeur à la vulve. Cette tumeur rentrait la nuit par le séjour au lit, et ressortait le jour sous l'influence d'un travail pénible; elle n'était point d'un volume constamment uniforme, et, si l'on s'en rapporte au récit que la malade fait, elle serait descendue quélquefois jusqu'à 6 centimètres au-dessous des grandes lèvres. Pourtant elle ne souffrait pas trop; elle pouvait travailler, et même, pour venir à Lyon, elle a franchi à pied une distance de plusieurs kilomètres. Au moment de la visite, on voit sortir de la vulve une tumeur conoïde qui descend à 3 centimètres au-dessous des grandes lèvres : elle est formée par l'utérus, dont le col se reconnaît facilement, dans la partie la plus déclive, à sa conicité, et surtout à son orifice étroit et circulaire. Tout autour du col il existe un bourrelet annulaire, rosé, qui n'est autre qu'une duplicature des parois vaginales. Si l'on essaie de pénétrer entre ce bourrelet et la grande lèvre, on est bientôt arrêté par une rainure circulaire qui n'a pas plus de 2 centimètres de profondeur; si l'on presse sur la tumeur, elle disparaît avec une extrême facilité. Les parties génitales recouvrent alors la conformation naturelle, sauf la profondeur du vagin, qui est très-limitée et ne permet pas au doigt de remonter à plus de 3 centimètres sans être arrêté par le col utérin. L'utérus est très-mobile; il cède à la plus légère pression et peut être porté à droite, à gauche et dans tous les sens. La laxité du vagin, surtout à son extrémité supérieure, se prête encore parfaitement à cette manœuvre.

Traitement. — Dans l'attente des pinces commandées on pratique une cautérisation superficielle du vagin avec le caustique Filhos, qui détermine une vive douleur et de la fièvre; puis, dix applications de pinces vaginales : en somme, vingt-quatre pinces seulement ont été mises en place.

La marche du traitement a été entravée en premier lieu par l'apparition d'un érysipèle facial, et ensuite par des douleurs névralgiques sciatiques intenses. Néanmoins, au bout de trois mois, le vagin a une profondeur de 6 centimètres; ses parois sont durcies et légèrement bosselées, surtout en arrière, où les applications avaient été les plus fréquentes. De chaque côté, on perçoit de nombreuses brides cicatricielles latérales remontant jusque vers le col. Celui-ci adhère dans presque tout son pourtour au vagin, dans lequel on ne pourrait faire pénétrer facilement qu'un seul doigt de 2 centimètres de diamètre. Pas de douleurs : en un mot, guérison complète.

Une fois sortie de l'hôpital, le 15 janvier 1851, cette jeune fille est repartie sitôt après pour son pays; mais elle a depuis écrit à M. Desgranges, à titre de renseignement, le 13 juillet suivant, c'est-à-dire six mois après son départ, une lettre de remercîments, dans laquelle elle dit « qu'elle est parfaitement guérie et qu'elle se porte bien ».

CINQUIÈME OBSERVATION. — Descente de l'utérus. — Le col à l'orifice du vagin. — Rétroflexion. — Sept applications de pinces vaginales. — Guérison.

Le 10 mai 1851, Marie-Clothilde Fourchegut, entre à l'Hôtel-Dieu de Lyon, salle Saint-Paul, No 22 : c'est une ouvrière en soie, native de Lyon, âgée de 18 ans et assez bien constituée, quoique maigre et petite. La menstruation chez elle s'établit à 15 ans, régulière et abondante d'abord, très-variable plus tard, à partir d'une fausse-couche. Cet accident remonte à treize ou quatorze mois, et, d'après son récit, elle n'aurait été enceinte que de six à sept semaines quand elle se blessa. Quoi qu'il en soit, depuis lors elle s'aperçut que *la matrice descendait* ; elle sentit même entre les cuisses une tumeur, longue de 3 centimètres environ, qui la gênait dans sa marche. Cette tumeur rentrait par le repos au lit ; par la station debout, elle retombait entre les cuisses de 2 à 3 centimètres. Plusieurs fois la malade parvint à la réduire ; mais les doigts n'étaient pas plus tôt retirés, qu'elle redescendait au même point. Clothilde Fourchegut éprouvait dans le ventre et aux lombes des douleurs très-vives, comme si on lui eût *arraché quelque chose* ; ces douleurs s'irradiaient dans les cuisses, jusqu'aux genoux, et lui causaient une très-grande faiblesse. La fatigue et les souffrances qui tourmentaient cette jeune fille devinrent telles, qu'au milieu de la journée elle avait de la peine à travailler assise à des ouvrages de couture.

L'appétit qui avait toujours été bon a fait place, depuis l'invasion de la maladie, à de l'anorexie, parfois même à des maux d'estomac. Pas de constipation ni de diarrhée ; pas de difficultés dans l'émission des urines. Le sommeil est conservé ; aucune altération du côté des organes thoraciques. Jamais la malade n'a fait usage des pessaires.

État local : 1o *la malade debout.* — Les lèvres de la vulve sont rapprochées l'une de l'autre, sans offrir rien d'anormal ni de pathologique. En pratiquant le toucher, lorsqu'on arrive à l'orifice du vagin, qui est assez étroit, on rencontre une tumeur peu volumineuse, conoïde, qu'à son orifice transversal et aux lèvres qui le limitent on reconnaît être le col. Cet organe, de consistance assez molle, de petit volume, bien que très-allongé, ne paraît être le siège d'aucun engorgement ; le doigt le circonscrit avec facilité, à raison de son élévation ; mais en arrière, au lieu d'être arrêté par le cul-de-sac du vagin, on arrive sur une tumeur solide, résistante, qui se continue avec le col en avant et repousse le rectum en arrière. La face de la tumeur que l'on peut explorer paraît être convexe, plus large en arrière qu'en avant. De cette face on arrive sans obstacle, sans interruption, sur le col : il y a une continuité manifeste entre ces deux parties. Le col et la tumeur sont inclinés l'un sur l'autre à angle droit, de façon à rappeler la forme d'une cornue : le premier est dans l'axe du vagin ; l'autre perpendiculaire au même axe. Par le rectum, le doigt retrouve le col et la tumeur ; il peut en suivre également la continuité, mais de plus, en remontant le long de la paroi intestinale, il arrive sur un bord épais, arrondi, qui comprime l'intestin. La forme de cette tumeur, qui rappelle l'utérus, sa continuité à angle droit avec le col utérin, établissent qu'outre la descente de l'utérus, il y a une flexion en arrière du corps de l'organe sur son col.

2° *La malade couchée.* — La vulve, ainsi que nous l'avons dit, n'offre rien à noter : ce n'est qu'en écartant les petites lèvres que l'on parvient à découvrir au niveau de l'orifice inférieur du vagin le col de l'utérus, que l'on reconnaît à ses caractères anatomiques. Il n'est enveloppé d'aucun bourrelet circulaire, mais recouvert en avant par une saillie de la paroi antérieure gonflée et relâchée. L'examen au spéculum établit encore l'intégrité du col : pas de rougeurs, de granulations ni d'ulcérations ; c'est à peine si la lèvre antérieure est un peu plus gonflée que la postérieure. L'orifice utérin est obstrué de mucosités claires et filantes qui sortent en grande quantité quelques secondes après l'application. Nous aurions pu noter cette malade comme un prolapsus de 2 à 3 centimètres ; nous ne l'avons pas fait, parce qu'au moment de l'examen l'utérus ne dépassait pas la vulve, et que nous nous sommes imposé pour règle de n'avancer que des faits bien vérifiés.

Traitement. — Sept applications de pinces vaginales : en somme, trente-deux pinces sont mises en place dans l'espace de trois mois moins quelques jours.

Résultat. — Le vagin est notablement rétréci, mais pas au point cependant de ne pouvoir admettre qu'un seul doigt. La paroi postérieure du conduit est parsemée dans toute sa longueur de petits lobules plus ou moins saillants et arrondis, serrés les uns contre les autres. Sur les parois latérales, les lobules inflammatoires occupent moins d'espace ; ils sont ramassés vers l'extrémité supérieure et disparaissent complètement dans la moitié inférieure. La cloison vésico-vaginale, moins soumise à l'action des pinces, est aussi moins inégale que les autres. Le col, libre de toute adhérence, peut être circonscrit dans toute son étendue ; il n'est plus visible, comme avant le traitement, au niveau de l'orifice vulvaire du vagin. En écartant les petites lèvres, l'extrémité seule du conduit vulvo-utérin est mise à découvert. Le museau de tanche est à 4 centimètres du méat urinaire, distance qui ne serait point aussi petite sans l'allongement assez marqué du col, qui n'a subi et ne devait subir aucune influence de la médication. Une particu-

*

larité qui frappe, c'est que la tumeur que l'on rencontrait en arrière du col, se continuant avec lui à angle droit, n'existe presque plus : le col pourtant est, comme autrefois, dans l'axe du vagin. Le toucher rectal permet de constater aussi que la tumeur qui faisait saillie dans l'intestin n'est plus la même : il faut remonter beaucoup plus haut pour arriver à une surface qui rappelle le fond de l'utérus. La disparition presque totale des signes qui avaient fait diagnostiquer une rétroflexion, amène naturellement à conclure que cette déviation de l'utérus a été heureusement modifiée par l'action des pinces. — Ecoulement purulent de minime importance.

La malade répète ce qu'elle a dit précédemment de la disparition de ses douleurs; elle ne souffre ni dans les reins, ni dans le ventre, ni dans les cuisses; elle s'est levée, elle a marché sans apercevoir aucun déplacement.

Elle sort : depuis, il nous a été impossible de revoir cette fille. Ses parents nous ont dit cependant qu'elle ne souffrait plus et pouvait continuer son état.

SIXIÈME OBSERVATION. — Prolapsus utérin. — Museau de tanche à 7 centim. de la vulve. — Traitement par le pincement du vagin. — Quatre applications de pinces vaginales. — Guérison incomplète par suite de l'indocilité de la malade.

Marguerite Roche, veuve Bruyère, âgée de 58 ans, entre à l'Hôtel-Dieu de Lyon, salle Saint-Paul, N° 8, le 18 janvier 1851; elle est née à Villefranche (Rhône), et depuis longues années elle habite la Croix-Rousse, où elle exerce la profession de graînetière. Réglée à 14 ans, elle a joui d'une menstruation régulière, médiocrement abondante, qui durait de quatre à cinq jours et revenait toutes les trois semaines; depuis dix ans, elle a une perte blanche qui dure encore. La malade, qui souffrait depuis vingt-quatre ans, fait remonter l'origine de sa chute de matrice à une couche qu'elle eut à cette époque : elle voulut se lever trop tôt, ne prit aucune précaution, souleva de pesants fardeaux, et peu à peu elle sentit *la matrice descendre* dans le vagin. Pendant long-temps le déplacement ne fut que peu considérable; mais, depuis six ans, il s'est énormément accru. Il y a un an, la malade fit une chute dans laquelle une roue de voiture lui passa sur le pied, et, le mal prenant alors une extension rapide, elle sentit une tumeur sortir de la vulve qu'elle dépassait de 5 à 6 centimètres.

La tumeur rentrait par le repos au lit, elle cédait aussi aux pressions modérées que la malade y exerçait quand elle voulait uriner; seulement la moindre marche, la fatigue la plus légère suffisaient pour reproduire le déplacement et la saillie extérieure. Une première fois, il y a deux ans, elle se fit appliquer un pessaire qu'elle ne put supporter plus d'un mois ; elle s'en mit bientôt un second, qu'elle ne put garder que huit jours ; aussi en vint-elle à ne porter pour tout moyen contentif qu'une serviette placée entre les cuisses. Enfin, la perte blanche, quelquefois rougeâtre, à laquelle elle est sujette depuis dix ans, n'a cessé de couler et de tacher son linge, sans être pourtant très-abondante. Du reste, bien que n'ayant jamais fait de maladie sérieuse, cette femme est considérablement affaiblie par les incommodités inhérentes à son état : elle ressent de vives douleurs dans les reins ; des lassitudes aux cuisses ; la marche lui est très-pénible, et si, étant debout, il lui survient des accès de toux, elle est obligée de s'asseoir et de se soutenir le ventre avec ses mains ; il n'est pas jusqu'à la station assise qui ne lui occasionne des souffrances assez vives dans la partie procidente.

Etat local. — La vulve est occupée par une tumeur ovoïde volumineuse, rougeâtre, et qui écarte largement les grandes lèvres, dont elle dépasse de beaucoup le bord inférieur. Cette tumeur, libre par une de ses extrémités, adhérente à la vulve par l'autre, a une longueur totale de 7 centimètres, sur une largeur de 5 et demi, dans la partie la plus développée ; elle présente une surface lisse, sèche, d'apparence cutanée, sillonnée cependant de quelques légères stries transversales qui rappellent les inégalités normales du vagin. L'extrémité inférieure de cette masse, assez largement arrondie, paraît se confondre avec le reste, ne formant pas, comme chez les malades dont le col n'est point engorgé, une éminence surajoutée en quelque sorte à la tumeur générale : cette extrémité inférieure est le col utérin, qui se distingue aisément à son orifice transversal sous forme de fente linéaire. Mais, indépendamment de l'engorgement dont il est le siége et qui reste évident par les proportions qu'il a acquises, il est encore légèrement dévié en arrière, et la portion de vagin dédoublée est beaucoup plus grande en avant que dans tout autre sens.

Les lèvres du museau de tanche sont toutes les deux excoriées : l'antérieure est recouverte d'une ulcération transversale, longue de 2 centimètres sur une longueur de 1 centimètre et demi seulement ; l'ulcération de la lèvre postérieure est analogue à la précédente, pour la forme et pour les dimensions. Entre les petites lèvres de la tumeur, le doigt est arrêté dans un sillon circulaire plus profond en arrière qu'en avant, ce qui explique très-bien la déviation du col en arrière et la plus grande étendue des parois vaginales libres et à découvert en avant.

La réduction de la matrice procidente est facilement obtenue par des pressions méthodiques, et aussitôt les organes génitaux reprennent leur forme habituelle. L'utérus réduit jouit d'une grande mobilité dans l'intérieur du bassin ; il cède sans peine à la pression de deux doigts introduits dans le vagin, faisant effort pour le déplacer latéralement : ce conduit est énormément dilaté et relâché, surtout dans sa partie supérieure, où les doigts peuvent exécuter de grands mouvements sans rencontrer d'obstacles. La malade, après quelques jours de repos, un grand bain et un lavement laxatif administré la veille, est soumise à un traitement curatif.

Traitement. — Quatre applications de pinces vaginales ; vingt-quatre seulement sont mises en place. La première fois neuf furent introduites et laissées à demeure dans le vagin, tant étaient grandes l'amplitude et la laxité de cet organe : la malade n'éprouva aucune douleur. Malgré un état aussi grave, la cure était en bonne voie ; un rétrécissement très-notable était déjà obtenu et la malade se trouvait mieux quant à l'état général. La toux ne lui faisait plus éprouver la moindre gêne ; elle se promenait bien droite, sans douleurs, et même la marche paraissait lui avoir fait du bien ; lorsque tout-à-coup, après deux mois à peine de séjour dans le service, elle est prise d'un ennui profond et d'un dégoût invincible pour l'hôpital. Voulant s'en aller à tout prix, on est obligé d'arrêter le traitement ; toutefois, avant son départ, on constate que le vagin, comparé à ce qu'il était au début du traitement, est considérablement rétréci, sans être pourtant arrivé au point que l'on aurait désiré. Le doigt, en l'explorant, ne trouve plus cette énorme dilatation qui permettait de le suivre dans une grande étendue ; la paroi antérieure fait encore une légère saillie entre les petites lèvres, dont elle ne dépasse pourtant pas le niveau. Le col utérin est logé à une assez grande hauteur, car, pour arriver jusqu'à lui, on a besoin d'enfoncer le doigt de 8 centimètres : il est facile à circonscrire. La direction qu'il a prise est à peu près normale, et de plus il paraît moins engorgé qu'à l'époque de la première réduction.

SEPTIÈME OBSERVATION (tirée de la *Gazette des Hôpitaux*, 12 février 1852, qui donne une leçon clinique de M. le professeur Nélaton).

« Ceux d'entre vous qui ont suivi ma clinique dans la dernière année scolaire, ont pu voir dans nos salles une jeune fille de 19 ans, bien constituée, qui avait une chute complète survenue à la suite d'un violent effort. Cette jeune fille n'avait jamais eu d'enfant ni de fausse-couche. J'ai employé chez elle la méthode de M. Desgranges ; j'ai fait une seule application de ces petites pinces, *grosses serres-fines* (1) : l'utérus n'est

(1) Grosses serres-fines, mots soulignés à cause de leur fausse application au nom de pinces vaginales, dont la description, du reste, et la figure montrent assez leur grande différence avec les serres-fines.

plus sorti. La malade a pu faire sans inconvénient le service d'in-
firmière dans cet hôpital (des cliniques). Je regrette vivement de
l'avoir perdue de vue. Je désirerais savoir si la guérison a été de longue
durée, si elle est positive.»

Nous tenons de M. Nélaton, par l'intermédiaire de M. le docteur
Damiron, notre ami, que la malade, ainsi que celle qui fait le sujet de
l'observation suivante, en juillet dernier, c'est-à-dire plus d'un an pour
l'une et plus de six mois pour l'autre, étaient toujours parfaitement
guéries.

HUITIÈME OBSERVATION.

«Une femme âgée de 54 ans, d'une bonne constitution, ayant eu cinq
grossesses consécutives, toutes accompagnées d'un travail pénible, et
ayant éprouvé, il y a cinq ans, pendant qu'elle faisait un violent effort
pour remuer un lourd fardeau, une douleur vive dans les reins, du
côté du bassin et des aines, a toujours été sujette depuis cette époque
à un sentiment pénible de tiraillement et de gêne dans ces régions, avec
sensation d'un corps tendant à s'échapper de la vulve, auquel s'est
jointe en dernier lieu une rétention d'urine. Cette femme étant entrée
à la clinique dans le service de M. Nélaton, on trouva, à l'examen,
faisant saillie à la vulve, une tumeur ovoïde grosse comme un œuf de
poule, dont le plus grand diamètre est antéro-postérieur, d'un rose vif,
lisse, offrant des rides transversales à la paroi antérieure. Derrière ces
rides transversales on sentait une masse flasque, molle : c'était la vessie.
La première tumeur était évidemment l'utérus, dont le col et le corps
derrière la vessie : bref, on avait affaire à une chute de l'utérus avec
un cystocèle vaginal. En présence de cette affection, deux indications
se présentaient : réduire l'utérus, le maintenir réduit. La première indication, dans ce cas, n'offrait aucune difficulté; mais il n'en était pas
de même de la seconde. M. Nélaton, après avoir balancé entre eux les
avantages et les inconvénients des deux moyens imaginés pour obtenir
la contention permanente et définitive de l'utérus, s'est arrêté à l'emploi de la méthode de M. Desgranges.

» Voici comment il a procédé :

» A l'aide du spéculum, neuf grosses serres-fines ont été placées dans
le vagin, tant sur la paroi antérieure que sur la paroi postérieure du
vagin, après que l'utérus a été remis à sa place. La malade garda le lit.

» Le lendemain, il n'était survenu aucun accident : pas de douleur, un
léger écoulement blanc. Les serres-fines sont tombées successivement,
et, après la chute de la dernière, la malade s'est levée et l'utérus n'est
pas descendu. Néanmoins, M. Nélaton jugea nécessaire d'appliquer de

la même manière dix nouvelles petites pinces : ce qui fournit l'occasion de remarquer, en portant le doigt dans le vagin, de petites élevures produites par le pincement des serres-fines. Cette seconde application fut supportée aussi bien que la première La malade put se lever sans éprouver aucune incommodité ; elle assurait se trouver comme avant la maladie, au point qu'elle put aller et venir et faire son lit sans rien ressentir du côté du bas-ventre. M. Nelaton s'est décidé à faire encore une troisième application afin de consolider la guérison, et la malade quittait l'hôpital quelque temps après, ne présentant plus aucune trace de la maladie.»

(Extrait du *Bulletin général de thérapeutique*, 15 août 1852.)

FIN.

Explication des Planches.

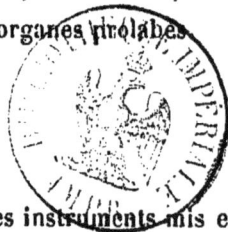

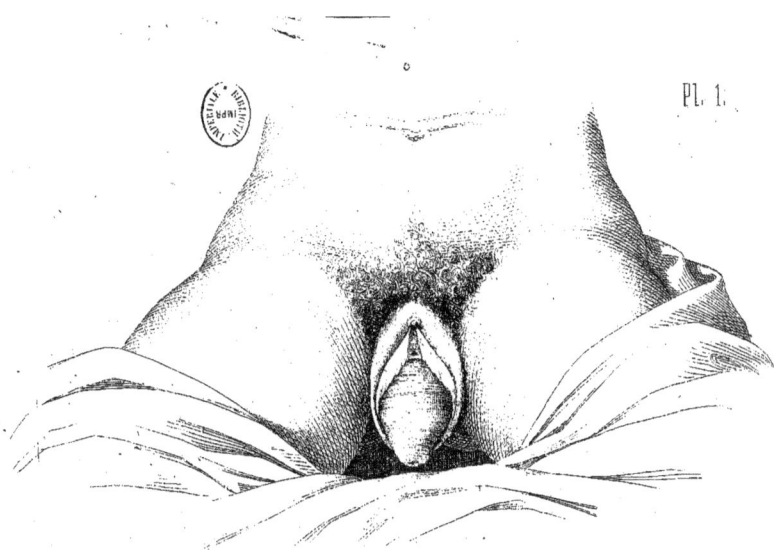

Pl. 1.

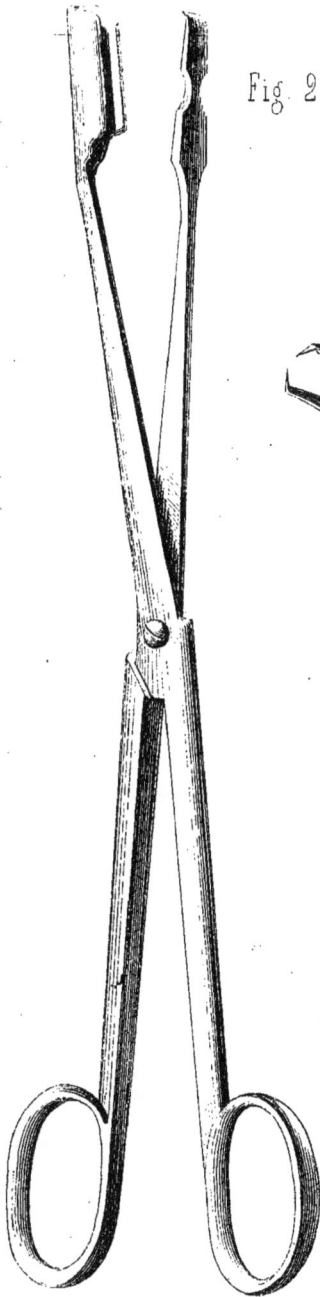

Fig. 2.

Pl. 11.

Fig. 1.

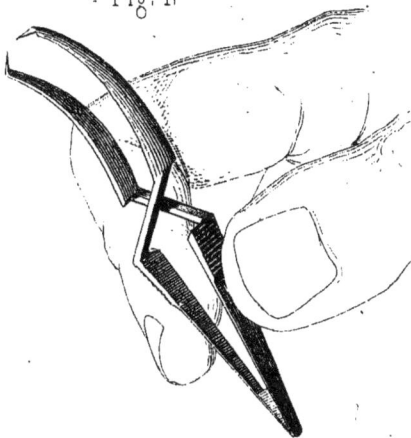

Fig. 3.

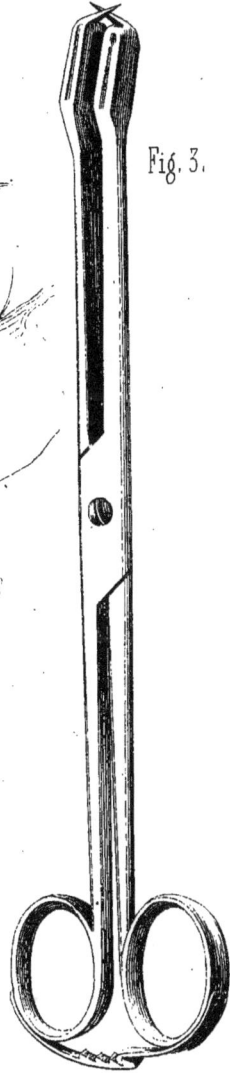

IMPR.